ORIGINAL POINT PSYCHOLOGY 沉心理

U0200894

情绪饮食

EMOTIONAL EATING

王亚南 — 著

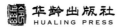
华龄出版社
HUALING PRESS

图书在版编目（CIP）数据

情绪饮食 / 王亚南著 . -- 北京：华龄出版社，
2023.3

ISBN 978-7-5169-2504-1

Ⅰ . ①情… Ⅱ . ①王… Ⅲ . ①情绪障碍 Ⅳ .
① R749.4

中国国家版本馆 CIP 数据核字 (2023) 第 055040 号

策划编辑	颉腾文化		
责任编辑	鲁秀敏	责任印制	李未圻

书　名	情绪饮食		
作　者	王亚南		
出　版 发　行	华龄出版社 HUALING PRESS		
社　址	北京市东城区安定门外大街甲 57 号	邮　编	100011
发　行	（010）58122255	传　真	（010）84049572
承　印	石家庄艺博阅印刷有限公司		
版　次	2023 年 6 月第 1 版	印　次	2023 年 6 月第 1 次印刷
规　格	640mm×910mm	开　本	1/16
印　张	17.25		
书　号	978-7-5169-2504-1	字　数	208 千字
定　价	79.00 元		

致谢 ▶

写作本书的过程中，我获得的感动和支持是如此之多，令我在整个写作过程中都觉得幸运并充满了感恩之情。首先，我要感谢策划编辑何萍老师对我发出写作本书的邀请，并且在我的写作过程中总是给予我最大的支持和鼓励。感谢她总是恰到好处地对我的写作表达关心，让我感受到专业抱持的陪伴。

我也要发自内心地向我的家人表达自己的感谢和爱。谢谢我的先生 Reuben 在整个写作过程中给予我的极大耐心和照顾——感谢他在我疲劳的时候为我冲的咖啡。同时，我也深深地感激他用刻意组织的必要远足、与朋友间的小聚来提醒我适度放松和休息，从而以更饱满的精神状态投入到写作当中。

感谢我的母亲支持我的工作，以及我的妹妹承担起更多对母亲的照顾。

感谢为我写作本书提供素材的无私的来访者们，正是因为他们的大爱和支持，我才能更安心地思考从他们身上学习到的一切。

最重要的是，我要发自肺腑地感谢你，我亲爱的读者——谢谢你在阅读过程中所投入的经济及精神上的宝贵资源和精力。但愿我们通过书中的内容共同创造一场亲切温暖的对话，但愿这本书对你走向更幸福、快乐的生活有所贡献。

最后，但愿我们都不要忘记用一生的时间来学习和践行"爱自己"的理念！

引言 ▶

食物，是维持人类生命必不可少的条件。不过许多人吃东西不一定是因为饿了，而是因为自己感觉到高兴、有成就、难过、悲伤、无聊、紧张、恐惧等各种情绪。他们希望从食物中寻找到共鸣或者安慰。同时，如果人们感受到的是负面情绪，他们也会寄希望于用食物来帮助自己面对和解决情绪问题。

此时，人们往往会吃高热量、高脂肪或者对自己味蕾刺激感更为强烈的食物。而这些食物本身，常常会被冠以"垃圾食品"的标签，因为它们的确对人们的健康不利。比如自己感觉到难过的时候，会去吃一大桶冰激凌；感觉到孤独的时候，会点一个肯德基的"全家桶"套餐；感觉到压力大的时候，会不知不觉吃完一大袋薯片等。

这些现象都被称为"情绪性进食"。因为在吃东西的时候，人们不是为了填补空空的肠胃，而是为了填充情感方面的需求。但是，通过吃东西来满足自己的情感需求是无法真正实现的。因为，在食物刺激下所产生的短暂满足感之后，你往往会发现，导致自己感觉难过、孤独和压力大的问题依然存在，而且，吃下去的东西常常因为会导致自己增重或者是食物本身缺乏营养等问题而影响到自身的形象和身体健康。因此，利用食物来应对负面情绪的人会陷入对自我感觉更差的心理陷阱中——不仅没能逃离自己想摆脱的负面情绪，还因为过度进食或者不科学进食给自己的身心健康带来更大的麻烦和隐患。

受情绪性饮食障碍影响的人就是被这样的问题深深困扰着的。过去 20 年的临床调查发现，全球情绪性饮食障碍在女性中的发病率大概是 8.4%，在男性中的发病率大概是 2.2%。同时，随着科技和社交媒体的发展，情绪性饮食障碍的患病趋势近年来几乎以 8% 的速度在增长（Galmiche，Déchelotte Lambert & Tavolacci，2019）。这一影响人们健康的现象不仅引起了医学和营养学专家的关注，也激发了更多心理学家的思考——这背后究竟是怎样的原因，让人们的身心遭受着折磨？

他们不再偶尔靠吃东西来感受快乐、消解自己的苦闷，而是将食物作为调节自身不良情绪和应对生活压力的最主要的方式。当自己感觉到不安、恐惧、空虚、苦恼等负面情绪的时候，打开冰箱、拉开零食柜或者跑去超市找食物，把它们吃下去，会成为下意识的动作。可是从吃的过程中获得的良好感受不仅无法持续，还会很快演变成对为什么管不住自己的责备，从而对吃了根本不需要吃的东西这件事感到内疚、悔恨等更多的负面情绪。

而且，被情绪性饮食障碍困扰的人可能还会使用极端控制饮食的方法来管理自己的外貌和身材，期待通过少吃或不吃食物来达到内心理想的形象。同样，这样的愿望在现实中也是无法实现的。极度控制饮食会导致神经性厌食症、神经性贪食症等更为严重的心理和生理问题，反而迫使人们花费巨大的时间精力和经济成本来恢复健康。

所以说，用食物解决情绪和心理问题只能给自己带来更多、更严重的问题，同时，也让我们失去了学习使用更为健康的方法来管理情绪和应对生活挑战的能力。长期利用食物来处理自己的压力和负面情绪，只会让自己更为沮丧地面对日渐增长的体重或者日益恶化的健康。你会感觉自己逐步失去真正享受食物、享受生活的能力。

与此同时，面对自己的负面情绪也会感觉到越来越无助和无力。

毫无疑问，追逐快乐是人类的本能。如果有人问："你什么时候感觉最快乐？"我想，你可能会说："当我可以发自内心地享受人生中的各种积极体验，能感觉到我很爱自己以及被爱我的人环绕着的时候内心的快乐和幸福。"

热爱美食，通过体验美食让自己感受到爱，与自己和他人交流爱是人生中不可多得的美妙感受。然而，情绪性饮食障碍的发生让一个人的生活中缺少了如此重要的一条通往幸福快乐的道路，随之被无休止的自我挑剔、自我质疑和自我厌恶取代。

在我与罹患情绪性饮食障碍的来访者们工作的过程中，无论对方的情绪性饮食障碍程度是轻微抑或是严重，我发现大家的内心都住着一个对爱极度渴望，但是又找不到方法让自己感受到爱或者向自己、他人表达出爱的灵魂。因此，情绪性饮食障碍心理的核心问题就是如何重建爱自己以及再表达爱的能力。

无论是爱自己还是被爱自己的人包围，重点是，我们感受到自己爱与被爱的幸福感。在我们孩提时，爱自己的感觉可能就是有很多志同道合的好朋友陪伴着自己，一起玩游戏，一起交流感兴趣的事情。被朋友喜欢、羡慕的感觉也会让自己很喜欢自己。相反，不被自己的生活圈子接纳的孩子，往往更容易产生负面情绪，比如自我厌恶等，因此更容易感受到悲伤，甚至陷入抑郁。

而长大后，我们会发现，爱自己其实要面对的挑战更多！因为孩童时代志同道合的朋友越来越难遇到，生活中的压力却一个个扑面而来，让自己应接不暇，也让自己更容易产生对环境、对他人以及更重要的是对自己的不满情绪。这些如影随形的负面情绪反过来更会恶化无法爱自己的状态。

我相信每个人的心里都知道，这样的生活状态并不是自己想要的。我们追求的是能够坦然体验生活中的幸福、快乐，通过享受美食、建立同自己和他人美好的关系过上平衡和高质量的生活，而这一切都需要我们懂得如何真正地去爱自己！我们需要掌握自我认可的能力，从而不再依赖从外界寻求更多肯定来支持自己的内心。

好消息是，心理学家通过孜孜不倦的研究探索发现："爱自己"，是我们可以做出的人生选择，也是我们可以掌握的个人能力。而这个主题也贯穿你即将翻开的这本书，希望当你读到本书的最后一章时，也能领会到如何用爱自己的力量来应对情绪性饮食障碍，不仅收获身心健康，还能获得一个永远理解、支持自己，并且真实、深沉地爱着自己的好朋友。

如何使用这本书

在本书中，你将会学习一套系统的关于如何建立健康的自尊、如何正确认识情绪性饮食障碍以及如何科学应对情绪性饮食障碍的知识和体验式的实践方法，掌握构建稳定自我核心力量的思路。这其中有大量基于我在临床实践中观察和感受到的、与情绪性饮食障碍紧密相连的心理模式和特点，在征得相关人士的同意和授权并且对其中的细节进行隐私保护改编的基础上，再呈现出来。

你可以用多种方法使用本书。比如先花一点时间了解内容大纲，再阅读每个章节最后部分的"章节要点"，这样你可以对本书的核心内容做一个大致的概况把握。之后，你可以将本书通读一遍，为你了解框架增添细节知识。当然，你也可以花时间慢慢去读它。把它当作一个自己愿意去交谈的朋友——它为你提供的是自己的专业知识，但是，它不会评判你，除了愿意和你交流分享自己知道的事情以外，更愿意倾听你的想法和感受（我在部分小节和每个章节的最后都为你预留了书写自己想法的位置）。

你可以用自己喜欢的方式来表达对读到内容的见解，如用图画、用思维导图或者用你富含感情的笔触等。

不过，我需要提醒你，本书并非意在代替任何专业的针对情绪性饮食障碍的心理治疗。我试图通过写作本书找到问题的核心，用富有逻辑性的思考为读者梳理出情绪性饮食障碍对生活产生影响的方方面面。但是，多年的心理治疗经验让我知道，通过阅读进行自助式心理帮助对一些人来说的确是高效且高性价比的一种方法；不过对一部分人来说，阅读过程可能会让自己内心埋藏较深的问题被重新激化，尤其是在你做体验式实践的过程中。因此，我本着认真并且呵护你的心情想对你说："请在关注自身体验和感受的情况下使用本书。如果你感觉自己不能或者不愿一个人去面对这个成长过程，请一定寻求适合自己的支持资源和专业的心理帮助。"

衷心希望你能享受对本书的阅读！

为方便读者拓展阅读和深入研究，本书配有详尽的参考文献资料，有需要的读者可自行扫码免费获取相关资料。

扫码关注公众号
发送关键词"情绪饮食"
获取下载资料

目录 ◗

01 —————————— 第一章
认识问题：初识情绪性饮食障碍

"知识的力量只有当你会使用它时，才能呈现！"

——戴尔·卡耐基

西方现代人际关系教育奠基人

1.1 食物，快乐和痛苦的源泉

乔娜打开电视机，随意搜索了一下电视节目，没想到《乘风破浪的姐姐》正在热播。她的注意力一下就被吸引住了。

现在是晚上 9:30。

屏幕上姐姐们在练功房挥汗如雨，认真听取着编舞的指导。忽然之间，一阵熟悉的声音在乔娜脑海中响起：

> "这个节目真好看！但是我好孤单呀，要是有人能陪着我一起看多好。可是，我就是没有人陪。我真是一个 loser，没人陪，没人要！这个屋子冷冷清清，没人能说说笑笑，没人回应我。我好难过。"

声音越来越尖锐，乔娜开始忍受不了声音在自己脑海中不断盘旋的感觉，注意力从节目上游离开来，她下意识地用双手环抱着自己的腹部。

"我可以点一点儿吃的，边吃边看，吃东西总会让我感觉高兴一些。"

说做就做，乔娜熟练地在外卖 APP 上操作着，找到收藏的餐厅，一口气点完目之所及的、让自己感兴趣的所有食物。看到 APP 上显示商家接单，距离自己收到食物还有三十分钟，她心里马上放松了一些。

好了，一番操作后，乔娜又可以安心地看着电视，等待着半小时后就会登门、熟悉又忠诚的老朋友了。

骑手准时到达，乔娜提过两大袋子外卖，放到沙发前的茶几上。看着茶几铺满食物，乔娜心里升起一阵满足感。

正好电视上马上要开始舞台公演，能吃着自己爱吃的食物继续看姐姐们在舞台上出色的演出，还有什么不开心的呢？

不知不觉中，公演进行到尾声，乔娜也把两大袋子的外卖消灭得差不多了，茶几上铺满了各种食物的空餐盒。

姐姐们在舞台上的谢幕让乔娜惊艳，每个人的脸庞都无与伦比的美丽。

与此同时，乔娜脑海里那个尖锐的声音又响了起来：

"你也只能看看别人是怎么成功的，你永远也做不成任何事，你是一个失败者！除了吃还会什么？"

刚刚吃下去的食物好像成了自己怎样也甩不掉的、证明自己是真的"除了吃什么也不会"的铁证。乔娜的脸上一阵阵地发热，似乎空空荡荡的家里充满了一双双严厉地审视着自己的眼睛，她感到无比恐惧和难受。

一阵翻江倒海般的疼痛从胃部旋转着蔓延开来，乔娜冲到卫生间，对着马桶把还来不及消化的"好吃的"全部吐了出来。

呕吐的过程让乔娜很痛苦，每次都吐到好像要把胆汁吐出来的程度，吐到自己的嗓子又酸又累，但是也不愿停下。

乔娜常常是一边吐一边哭。她不知道自己是不是想把对自己的厌恶也一起吐出来，她在不断指责自己的声音中无力反驳，似乎只有把刚刚吃下去的一切都"吐出去"，才能得到安宁。

但是，乔娜又错了。她永远无法得到安宁，因为那个声音还在。就算她把吃下去的东西都吐出来，那个声音还是依然在嘲笑她：

> "看看吧，多可悲。你能有什么用？活着也是浪费资源！"

乔娜怎样做都不对，怎样都摆脱不了这些尖锐的评价和鄙视的眼神。她已经没有什么能再吐出来了，只剩下停不下来的干哕夹杂着断断续续的抽噎回荡在一个人的屋子里。

对乔娜来说，食物成了一个让自己又爱又怕的存在。不知道从何时开始，无论生活中的压力或大或小，她总是会对自己说"吃点儿好吃的"，似乎，吃下去的东西能帮助自己解决一切烦恼。可是，这种"解决"只是暂时的，一旦她吃够了，或者回过神来发现压力还是压力，就又开始激烈地攻击、贬低自己，怨恨自己吃下太多的食物。事实上，乔娜的这种"借吃消愁"而后又对"吃"懊悔不已的行为有另外一个名字——情绪性进食（emotional eating）。也就是说，当一个人并不是因为饥饿想要吃东西，而是因为情绪受到了刺激而产生吃东西的冲动时，食物不再用来解决生理饥饿，而是用来填补某种感情方面的需求（Arnow, Kenardy & Argas, 1995）。

大多数人可能都会有因为吃到美食而感到快乐的经历，也会有很多人可能在心情不好的时候，吃自己喜欢的东西让心情好起来，这些都是正常且无可厚非的。不过，如果你发现自己经常依赖食物来处理各种情感需求或者应对生活压力，那么，一定要开始警觉，因为你和食物的关系可能已经演变成不那么健康的状态了，就像乔娜那样，对食物又爱又恨，出现情绪性进食行为；而这种行为，就是临床心理治疗中经常遇到的心理问题之一——情绪性饮食障碍的一种常见的表现形式。

1.2 什么？我可能得了情绪性饮食障碍

情绪性饮食障碍到底是怎么一回事？从心理疾病治疗的角度来说，情绪性饮食障碍具备两个非常鲜明的特点：不正常的进食行为和不健康的体重控制行为。

乔娜所经历的就是因为情绪刺激而导致自己发生不正常进食行为。而这只是冰山一角，其他不正常的进食行为还包括：过度限制自己对食物的摄取量，比如，一天只吃约 1 000 大卡热量的食物，完全不管自己的身体是否拥有足够的热量来维持正常功能；过度局限于某种特定的饮食结构中，比如，完全不吃碳水，认为碳水食物一定会让自己发胖；总是不停地想吃东西，类似无法控制的强迫性思维一般，让自己无法专注地处理其他事物；暴饮暴食；有意识或者无意识地把吃饭的时间打乱，比如，总是在深夜或者凌晨吃很多食物等。这里列举的并不是所有不正常进食行为的表现形式，不过，我相信正在读这本书的你可能会理解它的核心问题所在：不正常的进食行为是和常规的、有规律吃饭的行为相差甚远的一种进食状态。

而不正常的体重控制行为，对人们健康的伤害则更为隐秘。因为，它往往更容易被披上一层自己在"追求健康生活"的外衣。例如，人们因为想要拥有更优美健壮的体型而过度锻炼，每天都在健身房长时间地挥汗如雨。一旦没去，就担心、焦虑、内疚、难过，认为自己的"赘肉"又长了一点儿。或者，自己会用催吐、食用泻药和使用利尿剂等方式，把摄入的食物强行排出身体。所有这些行为都是为了保持身材。

人们没有意识到的是，这些自己强加给自身的进食习惯或者不良体重管理方式一旦长期积累下来，对自己的健康将会产生多么巨大的伤害！

首先，针对不正常进食行为来说，它在女性群体中发生的概率非常高。这是因为：第一，女孩子出现情绪波动时更容易以从外界环境获取安抚的方式来解决问题，食物就是最容易获取的外界资源之一；第二，女孩子更容易通过对食物的控制来达到自己理想中的体重管理目标。这样一来，女性群体就容易在食物获取中呈现出要么毫无节制，要么给自己制定严格进食要求的状态。前者常常伴随着暴饮暴食后的懊悔，会用催吐或者泻药等方式强行减少热量的获取量。后者则会制定没有弹性的进食标准，严格执行，哪怕自己已经饿得前胸贴后背，也绝不妥协。这样长期积累下来的后果，就是造成严重的营养不足或营养不均衡，反而让本来有光泽的皮肤暗淡无光，让整个人愈发没有精神，背离自己想拥有健美体型、美好外表的初衷。

其次，对于类似靠过度锻炼来管理体重的行为来说，它在男性群体中发生的概率更高。不可否认，社会审美的价值观崇尚男性拥有强壮的肌肉、优美的线条。许多男性会因此痴迷于如何利用各种健身技巧帮助自己塑形。过度锻炼的表现在于锻炼的频率和强度都并不适合锻炼者自身的身体状况，但是锻炼的人却执迷其中，热衷把时间都花在健身上，哪怕会影响到自己生活中其他重要部分，如亲密关系、工作发展等。同时，如果一个人陷入过度锻炼模式，一旦哪一天被迫中断锻炼，就会感到非常难受，情绪上也会变得很负面。甚至有的时候，他们会做出让人无法理解的举动——即使自己生病了或者受伤了，也不停止健身。健身，成了他整个生活的中心和重心。其后果当然也会对自己的身体造成伤害，但同时，这样的状态会严重影响自己的社会功能，导致人际关系疏离、工作能力下降等。

非常值得提醒大家的一点是，受情绪性饮食障碍困扰的人常常更容易发生严重的生理疾病。因为在理想状态下，我们的身体是一个有机工作的和谐整体，这种和谐是需要人们努力采用科学方法来维护和保养的。长期的不良饮食或者进食习惯更容易导致身体的重要器官发生病变。其中，最常见的就是心脏功能的损害。在临床医学治疗中，由于不当进食习惯而导致的心脏病发作、休克或者猝死是很常见的。我在这本书后面的部分也会更详尽地讨论这个话题。

最后，根据情绪性饮食障碍的相关调查研究，在罹患情绪性饮食障碍的人群中，大概有90%都是女性。然而，研究员也认为，有可能有相当一部分男性其实受情绪性饮食障碍的困扰而不自知，或者即便是怀疑自己可能有进食方面的问题也不愿去寻求帮助，因此导致男性情绪性饮食障碍患者的数量被低估了。同时，我们也需要知道，女性与男性受情绪性饮食障碍的影响有一些不同之处：如女性更会因为追求"苗条体型"而过度节食，而男性则会因为追求"肌肉线条"而过度沉迷于某种特定的饮食结构和过度锻炼。

从不良的进食习惯发展到临床心理治疗中定义的情绪性饮食障碍会经历一个漫长的过程。并且，临床中进行确诊的情绪性饮食障碍会分为很多种，你可能听说过"神经性厌食症"（anorexia nervosa）

和"神经性贪食症"（bulimia nervosa）等，这些都是和情绪性饮食障碍相关且较为严重的心理疾病，也都会严重影响人们的身心健康。但是，大部分受到情绪性饮食障碍困扰的人们不一定会发展到严重厌食或是贪食的地步，他们可能会发现自己呈现出了一定程度的厌食症或者贪食症的特点，可是依然没有达到临床确诊的标准。这不代表类似这样的人群还没有严重到需要去看医生或者心理医生的地步。其实，如果已经发生类似的情形，最好不要再耽搁，不要等到情况恶化再考虑是否面对它。

了解了这些之后，如果你正在经历和食物有关的心理困扰，请一定不要小看这件事，要尽早和专业的医生及心理医生合作，帮助自己了解为什么会出现相关情况，从而找准问题，针对性地去解决它！下面我就从临床上常见的一些主要情绪性饮食障碍病症种类开始谈起，让我们一起面对这个问题。

1.2.1 常见情绪性饮食障碍症状 1：神经性厌食症

随着社会的发展，神经性厌食症成了临床心理治疗中较为常见的一种心理问题。2021 年心理数据分析报告发现，从世界范围看，神经性厌食症近年来的发病率在女性群体中一直保持在 4% 左右，而在男性群体中大约是 0.3%（Eeden, Hoeken & Hoek, 2021）。而最近的临床研究得出的结论更强调了无论是神经性厌食症，还是神经性贪食症，对人们生命健康的威胁都被低估了至少 5 倍，并且，这类心理疾病的发病趋势正随着社交媒体的广泛发展有蔓延开来的趋势——从原来发病率更高的西方国家影响到亚洲国家。同时，更让人揪心的事实是，它的发病率在 15 周岁以下的青少年群体中正在明显增长。

研究结果同时揭示了早些年的某些观点是错误的，即认为亚洲文化，特别是中华文化对类似情绪性饮食障碍的心理问题有保护能力，理由是中华文化强调养育营养充足的孩子——白白胖胖的孩子有福气。2016年世界各大地区情绪性饮食障碍的发病率对比显示，亚洲国家（如日本和中国）的情绪性饮食障碍发病率都不低。中国更是超越日本，中国在神经性厌食症方面的发病率是1.05%，而日本是0.43%（Hoek, 2016）。

当人们被神经性厌食症折磨的时候，对食物的抗拒是非理性的，甚至明明知道再饿下去，自己会有生命危险，也不会停下来。不过，我们不能简单地认为这是爱慕虚荣、幼稚肤浅的表现，因为，导致一个人罹患神经性厌食症背后的心理原因往往是复杂多样的，而这些原因又往往构造出一个牢不可破的思维、感受和行为模式，将其继续困在神经性厌食症中。

如果我们必须用一句话来探知神经性厌食症人群的心理动机，那就是他们会对体型上的改变有很深的恐惧，而且，他们往往存在根深蒂固的以"瘦"为美，"瘦"才好、才对的想法。正因如此，他们的大脑会被和食物、体重以及吃与不吃的行为选择相关的思维占据，从而让经历神经性厌食症的人产生与之相伴随的一些心理或者身体症状：

- 外显的异常清瘦的体型——因为长期严格控制饮食，神经性厌食症的人群可能从外观上就可以显现出过于清瘦的样貌、体型。研究发现，长期被神经性厌食症困扰的人很可能会比正常符合其年龄和身高等指标的体重轻15%以上。同时，也正像我在本章前面提到的，他们也可能会过度锻炼，通过不断燃烧脂肪达到瘦身的目的。
- 对体重的增长有异乎寻常的恐惧感——用乔娜的例子来说，她会不自觉地在任何可以映照出自己身型的地方审视一下自己的样子，而她的眼睛会异常敏感地抓住身体上任何一点儿让她感觉到"不正常的凸起或者肿胀"的地方，接着就会如临大敌，赶紧去体重秤上验证自己是不是又"胖"了。即使有朋友和她说"你就是正常身材呀，这样挺好看的"，她听到的也会是"什么！我怎么能是正常身材呢？正常身材就是巨胖了，完了，我怎么胖了"。所以说，这种对体重的恐惧完全是非理性的，也完全不是以客观事实作为依据来判断的。

- 扭曲的身体形象认知——可能最令人无法理解的就是这个特点。因为当人们眼里已经看到一个瘦骨嶙峋、毫无脂肪的形象时，他自己从镜子里看到的却是比实际状态要"胖"的样子。他们也并不会相信自己的亲人或者朋友的反馈，而是认为自己对理想自我形象的追求不被理解，与身边人的距离越来越远。这样的情况会让爱着他们的亲友难过、无奈且无助。因为人们知道如果体重达不到健康水平会影响一个人的身心健康，而不会让他成为更好的自己。但是，亲友们对其身心健康的担忧是不会被正受到神经性厌食症影响的人们理解的。这是因为，在受症状困扰的人们大脑里似乎住着一个不断告诉自己谎言的狡猾说客——他在不断地告诉自己，"瘦"根本不是需要担心的事。的确，不断瘦下来是一个缓慢消耗个人精力资源的过程，它的负面影响根本不会被个人立刻注意到，就好比"温水煮青蛙"，等一个人意识到"瘦"已经影响到自己身体健康的时候，往往已经很晚了。

- 闭经或低睾酮水平——已经有月经的女孩子们可能会发现，伴随着神经性厌食症的发展，自己的月经开始不规律，甚至停止，而一旦月经停了 3 个月以上，就可以认为是出现停经症状了。针对男性神经性厌食症人群来说，通过去医院查体可能会发现自己的睾酮水平降低。

神经性厌食症可以分为两个小的类别:

- 第一是单纯限制性的厌食,也就是不存在暴饮暴食或者催吐等行为,只是单纯地用严格控制食物摄入的方式来确保自己达到"不能吃多"的目的。

- 第二是存在暴饮暴食或者催吐等行为的厌食,这种厌食症的核心是对食物的排斥和厌恶,但是由于自身生理自然对食物有需求,所以会定期在短时间内暴饮暴食,但是吃的过程中个体会有很深的罪恶感和失控感,之后又会不断用催吐或者吃泻药等方式把食物排出体外。根据临床数据分析,有60%左右的神经性厌食症人群存在类似暴饮暴食或者主动催吐、催泻的行为。

1.2.2　常见情绪性饮食障碍症状 2:神经性贪食症

相对于神经性厌食症来说,神经性贪食症则好比硬币的另一面——无论是厌食还是贪食,其本质都是一个人正常的食物摄入功能受到干扰,让他不能维持自身对营养的客观需求。相对于神经性厌食症来说,神经性贪食症的发病率在近年的西方国家是呈现下降趋势的。从全球范围看,神经性贪食症的发病率在女性群体中大概是 3%,在男性群体中大概是 1%。但是,在亚洲国家范围来看,这个数据就呈现出不同的特点了。

2016 年的调查发现,神经性贪食症在亚洲的发病率是远高于神经性厌食症的。以中国和日本为例,两个国家的被调查人群样本中神经性贪食症的发病率很接近,中国是 2.98%,日本是 2.32%(Hoek,2016)。

当人们受神经性贪食症困扰的时候,会不断重复暴饮暴食的行为,而后再用极端手段控制体重,以此平衡自己因过度摄入食物而获取的热量。因此,被神经性贪食症困扰的人们会发现自己的脑子里总是会冒出各种和食物相关的想法，也会不断询问自己到底应该吃还是不应该吃，这些想法甚至会干扰自己的日常生活和工作——真的是除了想"吃"或者"不吃"，就没有其他任何东西能进入自己的脑中了。

以下是与神经性贪食症相关的一些心理特点或者症状：

- 频繁发生的暴饮暴食场景——正如之前介绍过的，这类暴饮暴食行为需要满足以下两个特点，我们才认为它和神经性贪食症相关：
  第一，要在相对较短的时间里吃大量的食物，比如一个小个子女生在一两个小时里，吃下一大桶肯德基的家庭装炸鸡、搭配的薯条和饮料等。
  第二，在进食的过程中，感到自己是不受自己的自主意识控制的，比如根本无法控制自己不去点餐，抑或是餐到了无法控制自己不吃，最后吃上了也无法控制自己停下来。
- 伴随的补偿行为——之所以称之为"补偿行为"，是因为这些行为是自己有意识地希望通过它们来平衡自己因过度进食而获取的热量，比如通过自主催吐、使用泻药或利尿剂进行过度排泄，或者过度锻炼等，这些行为都被自己寄予希望去帮助自身快速丢掉热量，从而达到减轻体重的目的。
- 行为持续相对长久——类似的不断重复发生的暴饮暴食以及催吐、催泻行为已经持续至少 2 个月以上。
- 过度关注外表——神经性贪食症人群对外表的关注尤为明显，与神经性厌食症人群的细微差异是，神经性贪食症患者对外表与个人价值之间的联系更为敏感。他们可能可以客观看待自己在镜子里的形象。他不一定像神经性厌食症患者那样在脑海中总是看到一个更"大一号"的自己，但是，他会对其他人关于身材长相的评价异常敏感，哪怕别人没有评论自己，他也会被他人的评论影响对自身形象的看法。比如，如果在新闻里看到明星上镜效果好是因为他们必须在现实生活里饿成纸片人一般，那么他就会把这个观点植入自己的认知，更为执着地去追求更加瘦的体型。

- 最后，最重要的是，神经性贪食症患者往往可能是拥有正常体重的。也正因如此，神经性贪食症反而是更为隐秘的心理疾病。

像神经性厌食症一样，神经性贪食症也有两类小的分支：
- 第一是催吐、催泻类的神经性贪食症，也就是将经常用自主催吐，滥用利尿剂或者泻药让自己将吃下去的食物快速排出体外的方式作为补偿行为的神经性贪食症。
- 第二是不用催吐、催泻类方法的神经性贪食症，也就是会用定期禁食或者过度锻炼等方式作为补偿行为的神经性贪食症。

总结来看，虽然大家可能感觉神经性厌食症和神经性贪食症的区别并不大，但其实，它们之间存在两个最大的不同点：首先，神经性厌食症患者更容易被我们用肉眼识别出来，因为和拥有普通身材的人群相比，他们实在是不合常理的瘦，相反，神经性贪食症患者往往身材是正常状态；其次，神经性贪食症患者的不断循环重复的暴饮暴食、催吐催泻等行为在神经性厌食症患者身上虽然也能见到，但是，神经性贪食症患者的这类行为更规律。

1.2.3 常见情绪性饮食障碍症状 3：其他非典型性情绪性饮食障碍

在临床诊治过程当中也经常会遇到不能严格被确诊为神经性厌

食症或者神经性贪食症的其他类型的情绪性饮食障碍。这部分人群占比一半之多，而在他们中间，有6%左右的人群会呈现出典型的暴饮暴食症特点，而在其中，男性占比多于女性。

在中国，暴饮暴食症的发病率远高于神经性厌食症和神经性贪食症，达到了3.58%，日本则达到了3.32%（Hoek，2016）。

和暴饮暴食症相关的一些心理和行为特点如下：

- 经常性的过度饮食——过度饮食的标准是哪怕自己已经吃得很"撑"，很不舒服了，也不能停止进食。

- 感觉自己对"吃"失控——吃东西的时候，似乎自己不是那个能管理自己身体的人，自己的意愿不能自主行使，也就是说，哪怕自己在心里不断告诫自身要停下来，吃的动作还是依然在继续。

- 吃得很快——也就是俗称的"狼吞虎咽"式进食，不管面前有多少食物，吃起来都如风卷残云一般，一眨眼就吃没了。

- "吃"令自己感到内疚和羞愧——其实，真正在吃的过程中，吃的人经常感受到的情绪是内疚感和羞愧感。因为，他会对无法控制自己的行为感到内疚和无力，也会对自己在吃的过程中所表现出来的"贪婪"感到羞愧，而这种羞愧反过来更会加重自己的内疚感，对自身产生更多厌恶的情绪。

- 秘密进食——这不难理解，就像刚刚解释的暴饮暴食者经常和内疚以及羞愧感相伴，他自然不想让其他人看到自己这样不堪的样子。因此，暴饮暴食者往往不太愿意和大家一起参加聚餐等社交活动。

- "吃"不是因为饿——暴饮暴食者经常会仅仅因看到食物就进食，而不是因为产生了饥饿感。我们知道，由饥饿感控制的进食行为更能帮助自身机体对食物的摄入进行调节。然而，刺激暴饮暴食者进食的因素非常多元化，比如刚刚说的一看到食物就能激发吃的动作，还有当自己感受到压力、愤怒、无聊甚至小小的各种"不爽"时，都可以激发暴饮暴食行为。这些因为受到事件刺激或者情绪刺激而激发的大量进食行为可以看作是这个人用"吃"来调节自身的情绪，但是，这和我们通常说的吃美食提升幸福感的状态是完全不同的——这种大量进食行为事实上是一种注意力转移，让人们通过吃来回避不良情绪，回避现实中的问题，后续我在讨论情绪和食物关联时会更详细地探讨这个话题。

通过对以上特点的描述，大家恐怕也意识到了——暴饮暴食症与神经性厌食症或者神经性贪食症之间最大的不同在于：一些出现在神经性厌食症与神经性贪食症人群身上的补偿行为，比如极度控制体重、催吐或者用泻药等往往不会出现在暴饮暴食症人群身上。

除了暴饮暴食症以外，临床上还有其他一些不能被很清晰地划分为这三类情绪性饮食障碍的症状也同样让相当一部分人深受其害。例如，有的人会暴饮暴食和催吐催泻，但是这些行为又没有频繁到可以把他们确诊为神经性贪食症的地步；有的人会不断用催泻的方式来控制体重，但是不太会暴饮暴食；也会有人经常采用各种节食手段控制体重，虽然自己的体重并未达到标准体重，但是也没有满足神经性厌食症患者的体重标准等。

要知道，无论哪种情绪性饮食障碍，我们都需要重视，因为它们对一个人的身体可能会产生长期甚至不可逆的负面影响，如不孕不育等后果。如果看到这里，你意识到自己可能有情绪性饮食的问题，可以考虑先去咨询一下专业医院的全科医生，或者去开设情绪性饮食障碍门诊的心理治疗科室咨询相关专家。

1.3　情绪性饮食障碍会怎样伤害我？

自从青春期开始，乔娜就记得自己对食物又怕又爱的感受。一切都是从她不断增强对"颜值即是正义"这句话的追求开始的。她羡慕女明星光彩照人的样子，她希望自己也能像那些人见人爱的女明星一样，被大家喜欢、追捧。为此，在正长身体的时候，她却严格地压抑自己对食物的渴望；可是，在压抑不住的时候，又大吃大喝一顿，似乎要把自己亏欠的美食一次吃回来。而且，她也会害怕自己对待自己的严格，因为在"放纵"自己的时候如果不抓住机会大吃特吃，一旦那个冷酷的自己出来，就又好长时间不能碰任何好吃的了。可是，这个冷冰冰的自己往往不等自己吃完就会出来，有时乔娜甚至会感到那双冷冷的眼睛从头到尾都在盯着自己。只不过，当自己想暴饮暴食的时候，她就拼命地麻木自己的感受，一副破罐破摔的样子——吃了再说。

这样吃，也吃不痛快。乔娜很快就进入熟悉的下一步：催吐。她害怕使用泻药的感受，那种身体不受控的排泄意识让她感到恐惧，所以，呕吐是更适合乔娜的"平衡"自己暴饮暴食的方式。她以为自己能控制自己怎么吐、吐多少，这让她在整个吃—吐的过程中稍微没那么不安。

不记得这样做有多久了，有一天乔娜照镜子的时候发现，自己的头发越来越稀疏，而且还软趴趴的。身上的汗毛却越来越多，明显的浓密起来，以至于她害怕会被别人笑自己是长胡子的女生。她还会不时地打冷战，容易眩晕。最可怕的是，她会控制不住地打嗝或者放屁。她好怕在人群中被别人注意到自己这种表现，所以她更加远离大家。她的月经也变得很不规律，使得自己根本没办法提前准备好卫生用品。有好几次，她都是从学校狼狈地用外衣或者书包包裹着下身的衣服回家的，所以，即便是夏天，乔娜也会一直带着一件厚一点的深色外衣。

相比于乔娜所经历的心理痛苦来说，刚刚的那些其实就不算什么了。本来是希望自己能通过控制饮食来把身材管理得出色、引人注目的，可乔娜看到的却是一个没有青春气息、没有自信和光彩的自己。这让她从一开始的对自己不满发展到对自己滋生出了满满的恶意和恨意。她讨厌自己，讨厌这个不争气、不听话的身体。愤怒无比的时候，她会不能自控地想伤害自己，她会用小刀割自己的脚腕——因为她害怕割手腕会太容易被发现，导致家里人不断地询问。

与此同时，更让乔娜无法忍受的是，自己的脑子里居然每天都被各种和食物、吃相关的想法占据了，这让她在做任何其他事情的时候都一副心不在焉的样子。事实上，她也确实没办法投入到生活中的其他事情中去。"我好像活在一个被卡住的录影带里"，在无比沮丧的时候她会想起这句话，但是，却依然身不由己得重复着"想到食物—考虑要不要吃—在思想斗争中已经开始大吃大喝或者让自己空着肚子饿了好几天—对自己不满意甚至愤怒—再回到和食物相关的想法中"。曾经的她会站在离家不远的海滩边，拿着画笔、素描架对着慢慢垂落的夕阳挥舞着线条，就为了抓住夕阳西下的某一个瞬间。画完之后那种满足感和成就感依然支撑着自己无忧无虑的童年记忆。而现在，那种纯粹的快乐似乎是遥不可及的幻景。

除了这些恼人的想法把乔娜折磨得几乎没有喘息的机会以外，不知道为什么，她发现自己常常还会莫名地慌张或者情绪低落。记得一次回家的地铁上，她突然被无边无际的恐慌包裹起来，整个人抖得就像筛糠一样，车厢里的人有的惊恐地看着自己，有的好像在看稀奇事儿。好在有两位好心的阿姨走到她身边询问怎么了，是不是冷了，需不需要帮她打电话联系家人。其中一位阿姨把自己的围巾解下裹着乔娜的脖子和肩膀，才让她慢慢好起来。

种种改变都让乔娜觉得自己越来越像一个不能融入大家的怪物。尤其是当她在公司上班时，每天都需要花大量的时间和心思把自己奇怪的进食行为掩藏起来。这本身就让乔娜焦虑不已，更不用说和同事或者朋友聚餐了。乔娜自然是找各种理由躲避。久而久之，大家便不再发出邀请，而乔娜也会偶尔听到同事背后议论自己因为个性奇怪而不合群。

乔娜的经历体现出情绪性饮食障碍会对人们产生极大负面影响的三个方面：身体健康方面；心理情绪和人格健康方面；工作和社会生活方面。下面我依次为大家做简要说明：

• 身体健康方面的负面影响

情绪性饮食障碍对人的身体引发的伤害不仅体现在外部，更会深达身体的核心。比如乔娜的故事中提到的，外部的伤害可能会体现在脱发、发质变脆弱焦黄等，体毛增多也是常见现象。同时，我们往往会发现，被情绪性饮食障碍折磨的人皮肤暗淡无光，指甲发脆易断。

而内部的伤害则是因为过度人为催吐、滥用泻药、盲目减肥，从而导致营养不良，体内电解质紊乱。而这些后果又会进一步导致心脏心血管疾病，如心梗，严重的可能导致昏迷或死亡，或者因为催吐、催泻手段而眩晕。与此同时，肠胃消化系统在长期的不良刺激下会发生改变，如乔娜会胀气、不受控制地打嗝、放屁或者时常便秘等。这些都是人们对自己的消化系统丧失控制的表现。还有人会感受到严重的胃酸倒流，给食道造成烧灼感，甚至发生食道撕裂，并可能因此导致食物进入肺腔，让人产生窒息的感觉。

情绪性饮食障碍人群常常会有骨密度过低的问题。骨头变得松脆，容易骨折。而经常催吐的行为会让自己的牙齿在吐的过程中不断被胃酸等高强度化学物质冲刷、腐蚀，造成牙齿的珐琅质被损坏，再加上钙的流失，也会出现严重的牙齿问题，而这些损坏也是不能恢复的。

这些人为的不健康饮食习惯会让身体中的荷尔蒙分泌紊乱，这也是外表毛发量改变的诱因之一。但是，荷尔蒙分泌紊乱的影响远远不只是改变毛发的生长状态而已，它还会导致女性的月经不规律甚至停经，男性的睾酮水平降低，甚至导致终生不孕不育的无法挽回的后果。更让人唏嘘的是，这些不良习惯会严重干扰我们免疫系统的工作，让人对疾病没有抵抗力。

最后，长期的体重过度不达标会造成两个严重后果：第一是成长萎缩，即本来可以在自然条件下达到的身高标准由于自己的不良进食习惯而停止发育成长，由于这是不可恢复的，其结果就会是一种终身遗憾。第二是骨密度降低，这是低水平的荷尔蒙分泌导致的。前面提到它会导致骨质疏松，一种系统性的骨头疾病也会从根本上影响一个人的身体结构状态。

对骨头的伤害是不能恢复的，就算后来自己更正体重，让自己达标，也不能弥补骨头在生长过程中受到的伤害。同时，我们需要知道，一旦骨头的生长没有打好基础，就会很容易发生骨折，就像是一个玻璃人一样，碰不得，并且目前临床上的研究也无法证明后天补钙对缓解这些问题有帮助。

下面这几个问题可以帮助经历情绪性饮食障碍的人群自测一下，看看自己的身体是否受到不良习惯的影响。我也鼓励大家将答案总结记录，带着它们去医院寻求专业医生的帮助。

1. 自从你开始出现情绪性饮食障碍后，你是否注意到身体出现任何变化？

2. 你是否注意到外表的变化，如皮肤、头发、汗毛等？

3. 你是否注意到自己有眩晕和虚弱感？

4. 你是否注意到自己有肠胃问题？

5. 你的月经是否出现变化？（针对女生）

6. 以上一切变化是否影响到你的正常生活？如果影响了，产生了怎样的影响？

7. 你是否决定去医院做相应检查，寻求医生的帮助？

• 心理情绪和人格健康方面的负面影响

同样，从乔娜的经历中我们不难看到，情绪性饮食障碍对她的心理情绪，甚至人格的健康发展都产生了极大的负面影响。这是因为情绪性饮食障碍会在不知不觉中影响你想什么以及怎么想。就像之前提到的，食物以及和吃有关的想法会变成自己脑子里当仁不让的主角；与此同时，每次无法控制自己与吃相关的行为又会让一个人对自己的看法越来越负面，对自己越来越排斥和厌恶。而当头脑中塞满这些想法的时候，就没有空间再去关注生活中的其他任何事了。这种近乎偏执着迷型的思维方式很容易剥夺一个人曾经有过的丰富多彩的人生体验，削弱他对生活中的其他事产生兴趣的能力。

而在性格或者人格塑造方面，情绪性饮食障碍则更为淋漓尽致地发挥出它"诅咒"一个人的能力。情绪性饮食障碍的"本事"是让一个人不断体会到"事与愿违"的感受——本来的目的是追求美好的自己、社会关系和生活，可是自己却被错误扭曲的认知带离创造幸福的轨道，不断陷入一个无限负面循环的认知行为旋涡中无法自拔，一次次不断地重复验证自己还不够好、不够完美的冰冷现实。与这些负面扭曲的认知相伴随的身体上的负面影响，也会反作用于一个人的精神层面，让他产生莫名的恐慌和烦躁感，经常被焦虑折磨，逐渐的，抑郁也会找上他，从而导致他的性格发生根本改变——变得离群索居、隐蔽神秘。不过，这些认知和行为上的症状是可以通过专业的心理治疗来逐步改善甚至治愈的。

说到这里，我也想请被情绪性饮食障碍折磨的你思考一下：

1. 你是否注意到自从情绪性饮食障碍出现在自己的生活中以来，在情绪和人格特点方面的改变有哪些？

2. 这些改变怎样影响着你现在的生活？

· 工作和社会生活方面的负面影响

情绪性饮食障碍对一个人的负面影响会在他的工作和社会生活方面产生更多连锁反应。越来越隔绝的心理状态，让他不愿意和其他人交流互动，因为他不愿意被人评价自己的奇怪行为。而被情绪性饮食障碍占据的头脑也让他无法投入到工作中，心不在焉的工作状态势必会影响到工作表现。同时，因为需要不断地满足自己在饮食方面的特殊需求，又不能在工作场合明目张胆地这样做，每天上班就成了自己最大的焦虑来源之一。如果他需要通过不断地过度锻炼来减少体重，那么就需要更大限度地削减自己业余的社交生活，让自己过得越来越像一座孤岛。

如果我邀请你把自己想象成一位观看以自己为主角的真人秀节目的观众：

1. 情绪性饮食障碍对这个主角的工作和生活产生了怎样的影响？

2. 你观察到这些影响给这位主角带来了哪些感受？

1.4　首先好好吃饭，然后学习健康饮食

其实，追求更美好生活的初心，我们每个人都能感受到。我相信每一位希望通过控制饮食来对外貌和身材进行有效管理的人，本来都是想帮助自己建立起健康的饮食习惯的。也正是因为如此，正在阅读本书的你，很有可能依然在忠实地执行着为自己定下的吃什么、怎么吃的方案。所有这些都说明，事实上，你是一个为了达成自己的目标，愿意付出努力和坚守自己意愿的人。这样的品质很难得，是促进人们达成目标的源源不断的动力。我们唯一需要做的，就是帮助自己将这些珍贵的心理动力指引到更为科学有效的道路上去，避免好心办坏事。

我们还需要问自己一个极为重要的问题：到底何为"美"？你想看到的究竟是你认为的美丽形象，还是用他人眼里美的标准来设计的样子呢？不得不承认，随着互联网的飞速发展，人们追逐各种具备热点效应特征的行为变得司空见惯。各种网红博主竭尽所能地模糊漫画中的人物与现实中人们样貌的界限：超级小的巴掌脸、尖下巴，搭配忽闪忽闪的大眼睛、笔直的鼻子，再加上虽小但丰满的双唇，同时还需要纤瘦的身材、笔直的大长腿等，这样的面孔和形象充斥着大家目之所及的网络和现实空间，影响着正在成长中的心灵。女孩子们似乎必须要变成这样才会被青睐、受欢迎。而男生们压力也不小。人们对男生的外貌要求是要有黄金比例的身材，有强壮的肌肉和优美挺拔的身体线条，但同时，还要有童话中王子般干净优雅的脸庞。这些想法在成为大家盲目追逐的目标之时，就变成了实实在在压在追逐者心上的重担。在追逐的过程中，人们希望通过控制饮食来变成自己梦想中的样子，但是该方法却失控了，追逐者反而变成了被该方法控制的奴隶，失去了自己人生的话语权。

很多节食方式都是采用各种各样严格的饮食控制方式，如只吃某种食物（如"果汁减肥法"），或者一点都不吃某种食物（如碳水化合物），或者根据某种当下流行的节食规则（如间断性绝食）来设计。在后面的章节中，我也会介绍一些比较典型的节食方式，来和大家讨论为什么这些节食方式会成为情绪性饮食障碍的诱因之一。我们需要知道的是，通过临床研究发现，这些节食方法都会对人们产生或轻或重、或短期或长期的负面影响。这是因为，这些节食方法需要人们首先从思想上排斥自己的体重，对自己不满意，才会有动力按照它们的要求去做。而人们开始严格执行它们的进食标准后，的确在大多数情况下并且在一开始都能看到一些显著变化，这本身与人们突然改变饮食习惯有关。人们也可能因此收获身边人的积极反馈，从而强化自己对正在进行的节食方法的迷信程度。但是我们知道，身体的构造中本来就有奇妙的自然平衡功能，一旦身体适应某种突然的变化，这种显著的体重减少不仅不能持续，反而可能出现反弹。这时，正在节食的人们往往会异常沮丧，对自己产生更大的不满情绪。而事实上，恰好并非是人们做得不够好，而是这些不科学的节食方法本来就做不到它们一开始承诺能达成的效果。可悲的是，人们投入大量时间、精力来尝试的节食计划常常因为不够科学的设计而无法为人们提供均衡的营养补给，反而会导致营养不良。之后，为了补充落下的营养，人们需要吃更多食物来重新恢复身体健康。所以说，采用节食方式控制体重只能产生短期效果，无法帮助自己取得稳定可持续的长期效果。

如果你仍然在用节食的方式管理自己的体重，我明白你很难下定决心放弃这种方法，因为你担心一旦不这样做，自己的体重会更加失控。这本书的目的就是希望通过介绍科学的营养饮食和心理调节知识，来给予你真实有效的帮助，用健康的方式和自己的身体相处。与此同时，我们也将收获身体回馈给我们的更加阳光健康的身心状态！所以，我们先鼓励自己好好吃饭，再来一起学习健康饮食的知识。

1.5　我的身体健康指标

现在，让我们一起了解有关健康体重的一些科学知识。知道自己的体重到底是否属于健康体重的范围，可以帮助我们在制订饮食计划时，从实际出发，避免设立过度严苛的目标导致自己无法成功。

了解有关身体质量指数 BMI（body mass index）的知识

身体质量指数 BMI 是医学上用来计算一个人客观体重的公式。何为客观体重？就是说，我们不仅需要考虑一个人的重量，也需要将他的身高和体重的比例考虑进来，这样我们就不会有"A 比 B 重，那 A 一定比 B 胖"的逻辑出现，因为有可能 A 的身高超过 B 很多，这样按比例算很有可能 B 的 BMI 是超过 A 的。计算 BMI 的公式是：

BMI = 体重（千克）÷ 身高（米）的平方

比如一位女士的体重是 55 千克，身高是 1.67 米，那么她的 BMI 就是 55 ÷（1.67 × 1.67）= 19.72。

你也可以试着计算一下自己当下的 BMI 是多少？把数字写在下面的空格里：

我的体重是：_____千克，我的身高是：_____米，我身高的平方是：_____，我的 BMI 是_____。

根据世界卫生组织公布的数据，如果你属于青壮年年龄阶段（年龄在 20~30 岁），那么属于健康 BMI 的数值为 20~25。不同年龄段的 BMI 也会有相应的调整，这是因为在后来计算 BMI 的时候，科学家将不同年龄段人体的新陈代谢条件也考虑了进来。这样，当一个人想知道自己的体重是否属于健康范围的时候，可以更为准确地和自己的同龄人比较，因为在同一个年龄段里，大家的新陈代谢能力相差不远。

另外，我们也需要考虑到不同国家、地区在制定 BMI 标准时会有相应的调整，这也是因为不同国家的居民可能是由不同人种组成的，而人种的基因区别会影响 BMI 的数值。例如，亚洲人普遍比欧美国家的人更瘦一些，所以如果亚洲人使用欧洲人的 BMI 指标，很可能不够准确。下面的表格可以用来说明这个现象：

身体质量指数参考

身体质量指数 BMI 简称体质指数，又称体重指数。

（1）计算方式：BMI 值（体质指数）= 体重（kg）/ 身高（m）^{2}。

（2）成人的 BMI 值：专家指出最理想的体重指数是 22。

项目	WHO 标准	亚洲标准	中国标准
偏瘦	< 18.5	< 18.5	< 18.5
正常	18.5~24.9	18.5~22.9	18.5~23.9
超重	≥ 25	≥ 23	≥ 24
偏胖	25.0~29.9	23~24.9	24~27.9
肥胖	30~34.9	25~29.9	≥ 28
重度肥胖	35~39.9	≥ 30	≥ 30
极重度肥胖		≥ 40	

我们还是以一个 20~30 岁的青壮年来举例说明，什么数值代表他可能不在健康体重范围内了？如果一个人的 BMI 数值超过 30，那

么根据世界卫生组织的标准，他是属于肥胖体型了。但是在亚洲标准看，如果 BMI 超过 24.9 就已经属于肥胖体型了。相对应的，如果他的 BMI 低于 18.5，则表明他体重不达标，也就是说他的身体是缺乏足够营养的。这种情况下，机体会减少工作甚至不再保留仅有的能量，此时，对我们身体健康造成的危害已经很严重了，女性在这样的情况下可能会停经。

了解以上知识后，我想请你对比自己当下的 BMI 值和健康范围内的 BMI 指标参考标准来看看，自己的 BMI 值是否属于健康范围内呢？你对这个结果有什么想法或者感受吗？

1.6 自测：我有情绪性饮食障碍吗？

下面的自测表可以帮助你快速评估自己是否存在情绪性饮食障碍的困扰，同时，我想强调一点，如果你正在用让自己饥饿或催吐、催泻的药物等方法控制自己的体重，请尽快联系全科医生做一下全面的身体检查，避免这些方式让你的身体承受更严重甚至不可逆的伤害。

情绪性饮食障碍快速自测表（APA，2013）

情绪性饮食障碍快速自测的目的是通过询问与情绪性饮食障碍相关的一些进食习惯的重要问题来帮助测试者评估自己是否受到不良进食习惯的困扰。请花一点时间仔细思考问题，再诚实作答。

通过测试，我们可以帮助自己更清晰地了解问题，并且在明确问题的基础上让自己更科学地思考解决问题的方法。

自测表使用方法：请仔细思考每一个问题，把最接近自己感受的答案选出来。允许自己诚实作答会帮助我们得到更准确的评估结果。答案有"是"（可以用打钩来表示）或者"不是"（留作空白）两个选择。

- 你是否会因为感觉吃得很饱、不舒服而催吐？
- 你是否担心自己会控制不住地吃东西？
- 你是否有在 3 个月内减掉 6.35 千克 /14 英磅的体重的经历？
- 你是否总是认为自己胖但是其他人都告诉你你并不胖？
- 你是否感觉食物主宰了你的生活？

计分标准：

如果你对以上问题的回答中有超过 2 个"是"，那么你需要考虑自己是否在经历与情绪性饮食障碍相关的困扰。请尽快联系专业的医生做细致的健康检查，同时，请联系专业的心理医生帮助你一起面对并解决问题。

【章节要点】

- 情绪性饮食障碍是对人们身心健康伤害巨大的心理问题，并且会因为心理的调适困难而直接对身体产生损害，而有些损害是不可逆的。当你怀疑自己正在经受情绪性饮食障碍困扰的时候，请积极寻找专业的全科医生先做身体检查，在对身体方面的损害进行必要治疗的同时，联系专业的心理治疗师，对症开展工作。
- 情绪性饮食障碍有两个显著特点：被干扰的进食习惯和被干扰的体重管理方式。请不要认为自己可能仅仅是受到轻微情绪性饮食障碍的影响，因为它是一种不经专业干预便很容易发展成状态更严重且引发不良后果的心理疾病，所以我们不要轻视它。

- 最具代表性的两种情绪性饮食障碍症状是：神经性厌食症和神经性贪食症。其他不能被归类为这两类情绪性饮食障碍的症状会被统称为非典型性情绪性饮食障碍，其中，最常见的是暴饮暴食症。
- 被情绪性饮食障碍影响的人不仅会在身体机能方面受到伤害，还会在心理情绪、人格塑造、工作生活和社会功能方面都深受其害。
- 我们需要了解健康的体重是怎样测量的，了解身体质量指数（BMI）是什么，了解我们为什么要用 BMI 来评估一个人是否在健康的体重范围内。同时，要知道，BMI 的最终评估结果也受到人们的年龄、性别、人种等基本背景资料的限制，大家可以在权威的信息渠道获得标准 BMI 健康数据范围，再对比自己的现状，来判断自己是否需要进行体重管理。

【我的读书笔记】

亲爱的读者，在每一章的最后，我为你留出空白的篇幅，邀请你写下对本章印象深刻的内容以及想法、困惑和建议。

第二章

探索问题：情绪性饮食障碍是怎样得以维持的？

02

"认识你自己，是获得智慧的开始。"

——苏格拉底 哲学家

本书的第一章向大家介绍了什么是情绪性饮食障碍、它的分类、特点以及对人们产生的巨大伤害都表现在哪些方面。从本章开始，我会详细为大家介绍为什么情绪性饮食障碍有如此强大的力量，可以将人们牢牢控制在它的影响之中？这里会涉及一个叫作"维护模式"的概念，就是指那些在长年累月中固定下来的、让一个受到情绪性饮食障碍困扰的人不断重复进行的一些思维和行为模式，正是这个模式会反过来给予情绪性饮食障碍源源不断的"活力"，让它继续存在于这个人的生活里。我会把它用示意图的方式介绍给大家，希望会帮助你们更加了解自己所面对的情绪性饮食障碍问题。当我们清晰地认识了问题之后，破解的方法就更容易找到了。下面我们就从维持情绪性饮食障碍最核心的问题——一个人怎样看待他的自我价值——入手，来讨论这个模式的形成过程。

2.1 一切都离不开你怎样看待自我价值

自我价值感是心理学家梅勒妮·芬内尔博士在她的著作《克服

低自尊》中提出的。她说到，自我价值感是一个人构建自尊的基石，因为自尊包含两个部分：首先是一个人感知到自己的存在，其次是主观地为自己的存在赋予价值（Fennel，2001）。而主观地为自己的存在赋予价值的行为就是自我价值感的来源。在日常生活中，我们可能常常听到人们说"我太在意别人怎样看我""我想展示出自己最好的一面"这样的话，这些话其实就是在表达芬内尔博士指出的人们对积极自我价值感的追求。

总的来说，人们可能会用各种方式来衡量自己的自我价值感和生活幸福感。例如，有的人会很在意自己是否在生活中拥有美满幸福的关系，有的人会很在意自己是否是人群中最聪明、最有能力的那一个，有的人会更在意自己是否在工作中取得更多成就，等等。人们通常会通过自己在意的方面来评价自我价值。如果自己在意的方面让自己感到满意，一般来说，他的自我价值感会是积极正面的。

而大多数受情绪性饮食障碍困扰的人们，最在意的是别人对他们身材、体重等外表方面的评价。他们会通过感觉自己的外貌达到自己理想中的样子以及获得其他人对自己外貌的赞美来肯定自我价值。并且为了达到拥有更"完美"外貌的目标，他们往往会把注意力放到严格管理自己的进食习惯上，因此，也会衍生出通过评判自己是否能成功控制饮食来评价自己的个人能力和自我价值的心理模式。这种将自我价值感与自己控制进食习惯的能力联系在一起的思维模式，就形成了情绪性饮食障碍的核心问题。

事实上，追求被高度评价的外貌的实质，还是希望自己能够被喜欢，被接纳，被自己认同。在成长过程中，人们难免会因为一些特殊的人生经历，比如发现长得好看的同学更容易拥有朋友，而长相平平的自己总是不受重视；或者是被家人朋友的说法、想法影响，如家人朋友总喜欢用长相来评价其他人；或者被媒体宣传不断灌输容貌焦虑的概念，如各种铺天盖地的推崇"美白""年轻"概念的化妆品等，所有这些都容易导致一个人在不知不觉中形成一个人的价值和他的长相是密不可分的这种人生观。在某种意义上，长相好甚至被认为是成功的表现，就是一个人拥有掌控自己人生能力的表现的标签。这些想法被受到情绪性饮食障碍困扰的人群奉为真理。因此，他们会花费巨大的精力和努力来控制自己的进食，体重和体型。这种思维指导下的行为模式也就最终将情绪性饮食障碍送入自动重复的行为模式中，把人们困在其中。

【思考练习】

读到这里，我想让你们花几分钟的时间，写下"我是如何看待我的自我价值感的"这个问题的答案。

_____

_____。

那么"我的外表对我的自我价值感的影响有多少呢"，如果以10 分代表"影响巨大"，请将自己的评分写下来。

_____。

"我是否会用我能否控制自己的身材或者体重来评价我的个人能力？"请回答是或者不是：_____。

2.2　一切都与你的"观念模式"有关

可是，这些顽固不化的思维和行为模式为什么会有这么大的力量，能把一个人牢牢地控制住，任由自己在痛苦中挣扎、消磨却无法挣脱呢？这就需要我们理解它们到底是如何工作的，又是如何通过消耗一个人心理和精神能量的方式将自身变得更为强大的？

在介绍这部分内容时，我会用"观念模式"（A Mindset）这个词来统称人们针对某类现象的特定思维或者行为方式；同时，将所有引发人们发展出情绪性饮食障碍的思维和行为模式统称为"情绪性饮食障碍观念模式"。这样做的好处是，我们可以把自己究竟在想什么，我们想的内容正在诱导自己做什么、感受到什么，等等之间的关联思考清楚。这种方法，也就是心理学所讲的"元认知"方法——好比邀请另一个自己坐在一架平稳地悬浮在自己真实生活场景上方的直升机里，平静地观察着自己，好奇地、希望更深刻地理解自己那样。

接下来我们就一起认识一下这个把自己牢牢拿捏住的观念模式。

2.2.1　了解观念模式

观念模式指的是指导人们想什么、做什么的一些相对固定的认知方式，是每个人相对特殊的看待问题的角度。观念模式反映出一个人怎样看待他人、认识世界，并且最重要的是，他怎样理解自身。可以说，通过观察一个人的观念模式，可以推导出这个人的价值观、人生观和世界观。而且，因为观念模式会不断重复地对一个人起作用，所以，一旦我们理解了一个人的观念模式，我们甚至能够预测这个人下一步的行动。

首先，观念模式会深刻影响你怎样理解人、事、物和你自身。举例来说，观念模式的作用就好比带有滤镜功能的眼镜，戴上它，你所看到的一切都是眼镜的滤镜功能让你看到的。当然，世界真实的面目往往和滤镜让一个人看到的并不相符。如果一个人长期戴上负面消极的滤镜，就会导致生活在滤镜世界里的他重复体验备受限制的人生。

例如，最常见的一个负面滤镜的例子就是抑郁症患者所接触到的世界。心理学家艾伦·贝克博士最著名的研究之一就是揭示了抑郁症患者眼中最常出现的三种极端负面的滤镜：我自己是毫无价值的，我生活的世界是异常糟糕的和我的未来是毫无希望的。当用这三个滤镜看待自己和自己的生活时，他会感到人们不喜欢自己，自己做的任何事情都毫无意义，从而更加激发不起任何动力去做事或者和他人打交道。这时，他会更加远离人群，在孤独里自我厌恶，加速自我消耗。同时，这些举动又会反过来强化自己极端负面的滤镜，加深自己认为的"我毫无价值、世界异常糟糕、未来毫无希望"这样的想法。现在，大家可能理解了观念模式是怎样发挥作用的了。那就是，它通过影响你怎样看待自己、自己身边的人、事、物等来影响你的选择和相应的行为；与此同时，在这个过程中塑造你的生活体验。一旦生活体验形成某种固定的模式，它们就会自动过滤掉不符合自己模式设定的那些内容。例如，抑郁症患者的观念模式会自动过滤掉"事实上自己的生活圈里有对自己表达出关心的人"这样的信息，反而重复强化"人们不喜欢自己"这类的想法。这样，他生活在过滤信息后的世界里，就会无意识地重复让自己感受到痛苦的思维和行为模式，从而导致自己生命的消耗。

那有没有人会自然带着积极的滤镜来生活呢？这样的例子当然也有。比如，如果一个小孩在充满爱和鼓励的氛围中长大，父母经常告诉他无论他做什么，爸爸妈妈都相信他有能力把事情处理好，即便是暂时遇到困难，也没有关系，他们相信他总会想到办法面对困难、解决问题。孩子的养育者帮助孩子一起营造出来的这种总是对自己充满信心的想法和人生态度就是一种积极的心理滤镜。而孩子戴着这样的滤镜会更有信心迎难而上，也更容易获得更多机会。与此同时，更多的机会也更有可能让孩子获得更多正面的人生经验，增长自身能力。就像负面的滤镜会将人们带入一个不断向消极循环的思维—行为模式中那样，正面的滤镜也同样有力量把人们带入一个不断向积极循环的思维—行动模式中去。本书的目的就是希望帮助你一起发掘出让自己脱离负面观念模式的方法，建立起适合自己的积极观念模式，真正过上自己向往的生活！

接下来，我们就一起看看观念模式是怎样发展起来的？

2.2.2　观念模式是怎样发展的？

观念模式是人们通过自己的人生体验汇集而成的，是我们从生活中主动或者被动学习的结果。获取人生道理和经验的渠道无处不在，而这些人生道理和经验往往会通过我们脑海中的各种想法、信念、假设以及态度等方式表现出来。我们从媒体上看到的、从他人身上观察到的，都是我们直接获取的体验。同时我们不要忘记，这种直接学习的过程发生在每一个人的成长过程中，那么一个人从出生到成年，他的童年体验，他在原生家庭中感受到的一切，他生活的社会环境中遇到的朋友、同事，他的国家文化等，都对他观念模式的形成产生了各种塑造作用，不仅会影响他生活中的衣食住行各个方面，也会深层刻画出他的思想与精神面貌。

当一个人形成某种观念模式之后，他的行为也随之被塑造成某种特定的模式。而在这种特定模式下做出的行为举动又反过来强化这个人已经形成的观念模式。举例来说，许多校园学子的"优秀学生"情结就是这样被塑造出来的。因为在大多数时间里，作为学生的你只需要制定相对简单的目标，那就是掌握学习内容，在考试的时候取得好成绩，就很可能会被家长喜欢、被老师夸奖，也很可能被身边的同学拥护。但在这个过程中，你可能不一定在一开始就知道学习成绩好是获得肯定的捷径，反而可能会在偶尔一次考试成绩特别好，得到了在家里一直都很严肃的爸爸的夸奖，并且在学校里，老师好像也开始给予你更多关注的时候知道了这一捷径。你品尝到了学习成绩好带来的甜头，开始告诉自己"学习好，就能拥有一切好的东西"。从产生这个观念模式开始，你便更努力地学习，继续争取名列前茅的成绩。而后来你取得更多学业上的好成绩之后，也的确得到了更多好处—— 你的朋友越来越多，爸爸总是在外面夸奖你学习好、聪明，老师也不断对你委以重任。这一切，反过来会不断强化你总结出来的"学习好，就能拥有一切好的东西"的观念。

2.2.3　情绪性饮食障碍特有的观念模式

刚刚的例子说明了观念模式是怎样发展并得以延续的。同样，有关情绪性饮食障碍的观念模式也往往就是这样在不经意中建立起来的，并且在不断重复中得以强化。比如我们书里的主人公乔娜，她所认为的"颜值即正义"的观念就形成于初中转学后。在这之前，她是个无忧无虑的小姑娘，每天不是和女孩子们一起玩跳绳、跳皮筋儿，就是和邻居家的男孩子们组队打游戏，每天都玩得不亦乐乎。那时乔娜外向、阳光的性格让她在小伙伴中很受欢迎。可是，乔娜爸爸的工作调动影响了一家人。妈妈为了让全家人不分开，选择到爸爸工作的城市重新找工作，而乔娜也不得不离开自己过得开心快乐的小镇，来到更大的都市安家。刚来的时候，她以为外面的世界和自己原来生活的地方没有什么不同，可是当她来到新的班级后，她发现周围的同学会用陌生的眼光打量自己，那种眼光不是善意的好奇，她说不上来是什么，只是感觉在这样的目光中自己浑身不自在。后来，她才慢慢意识到，原来同学认为她打扮土气，甚至会聚在一起嘲笑她。乔娜第一次发现，原来人们会仅仅因为一个人的穿着打扮就残酷地评价她，甚至排挤她。

"我要变好看，好看了大家才会对我好。"经历重重排斥和孤立的乔娜在心里告诉自己。在这之后，乔娜开始研究怎样才算好看，大家眼里的美女到底是什么标准？她小心翼翼地观察着班里最受欢迎的几个女生，发现她们的共同特点是"瘦、巴掌脸、大眼睛"。她知道自己眼睛天生没有那么大，可如果能瘦下来，大家是不是也会对自己好起来呢？这个想法一旦住到乔娜的脑袋里，就挥之不去了。从"我要变好看"到"我要先瘦起来，这样大家才会对我好"，乔娜的观念模式就这样被植入自己的大脑，从此开始了和食物之间的相爱相杀。

事实上，在新学校里不开心的日子本身对乔娜就是种折磨，再加上她时刻都在焦虑，担心自己吃多了会胖，这样的日子对她的消耗开始显示出她想要的结果了，她瘦了很多。而且，在那段时间，乔娜的爸爸因为工作上成绩突出得到了重用。爸爸妈妈都很开心，也给乔娜买了不少新衣服。渐渐的，乔娜发现班里的同学对自己确实热情了起来，居然也开始有同学邀请自己参加她们的生日聚会了。这个变化让乔娜更加坚信瘦下来的好处，正因如此，乔娜心里更加坚定了"要瘦下来，瘦了才有颜值，有颜值就能拥有自己想要的一切"的想法。

当然，为了变瘦，乔娜在减肥的过程中寻找各种"捷径"，而这一条条捷径本质上也就是一个个"观念模式"。这些观念模式有的可能是乔娜偶尔发现的，如使用利尿剂可以帮助自己迅速减轻体重；有的可能是身边的人告诉自己的，如如果吃多了，想办法把吃下去的吐出来，就不会让身体吸收到营养了。因此，类似"能帮助自己快速达成目标的方法就是好办法"这样的观念把乔娜越来越紧地禁锢在要变瘦的目标中。

看到这里，你可能也会感受到观念模式的可怕，因为它并不只是某个单一的想法，可以把它们看作是被一个中心想法控制下的

"思想军队"，每一个大大小小的士兵、将士都为自己认同的中心想法服务，让被它们控制住的人无法挣脱。

以"因恐惧长胖会影响颜值而使用各种方式控制体重"的想法为中心的观念模式就是典型的情绪性饮食障碍观念模式。这就好比一部计算机被一种叫作"怕胖软件"的病毒侵入，它包含无数个大大小小的执行程序。重点是，这个病毒会占据整个计算机的中心指挥部，无论计算机在执行任何工作指令，如上课、上班、见朋友、旅游等，病毒的指令都霸占最高优先级，让人根本无法沉浸在自己所做的任何其他事中，收获不了任何有价值的反馈，也体验不到相关感受。

下面，我为大家总结出了一些很容易发展成情绪性饮食障碍观念模式的常见场景，通过了解它们，大家可以反思自己是否曾被这些情景困扰过。不过，我希望也强调一点，经历过以下的场景并不意味着你一定会发展出情绪性饮食障碍，只不过，我们需要对自己的心理状态更为关注，一旦发现自己有任何本书前面部分介绍的和情绪性饮食障碍相关的思维和行为特点，可以尽快约见专业人士，做进一步的评估诊断，有需要的话，可以尽早开始治疗。

- 如果你成长的家庭里，有家庭成员已经存在情绪性饮食障碍，这会增加你被情绪性饮食障碍影响的风险。家庭成员的思维和行为模式对自己的影响很可能超出一个人的预期。这是因为，家庭成员的举动会在不知不觉中勾画出一个家的生活环境。假如你和罹患情绪性饮食障碍的姐姐一起长大，你很难不注意到姐姐的举动。并且，即便我们说过，有情绪性饮食障碍的人会倾向于过更为隐蔽的生活，但在一个家里，她的遮掩也总会被有限的个人隐私空间限制。这样一来，姐姐的行为模式、想法、观点可能就会无可避免地暴露在你的面前。而人格、个性、价值观等都更容易被塑造、改变的青少年，也自然摆脱不了来自自己亲人的直接影响。

- 如果在你成长的过程中，曾经因为自己的身材或者外貌特点被周围人嘲笑过，哪怕只是被家里人善意地开过玩笑，都可能影响到你成年后对身材样貌的关注程度。这是因为小孩子很难过滤别人对自己表达出来的评价。对于被嘲笑和被开善意的玩笑，前者会让小孩子感觉到他人的恶意，后者会让小孩子被动地成为被关注的焦点；同时，这两种情况的共同点是，它们都很容易导致小孩子认同别人说的话，质疑自己不够好，也会在成年过程中更容易对自己的身材外貌耿耿于怀。

- 如果在成长过程中，你曾经很不幸地被暴力对待，无论是精神上的还是身体上的（包括性侵害行为），这样的遭遇容易让一个人产生低自尊心理。之前的内容中提到过，情绪性饮食障碍的一个重要诱因就是不认同自己的价值感，有低自尊的心理倾向。

- 如果你曾经经历过一些容易带来巨大压力的生活事件，如频繁搬家、父母离婚、亲密关系失败等，这样的事情都可能导致一个人出现饮食习惯失调，如果不加以干预调整，就非常容易发展成情绪性饮食障碍。

- 你可能经历过因为偶然间的变瘦被周围人大肆夸奖的情况。这就是典型的操作性条件反射中提到的：当一种行为获得积极反馈的时候，这种行为就会不断延续下去。虽然这样的情况在一开始并不一定成为需要我们关注的心理问题，但是，一旦自己在"变瘦了能得到更多好处"这条思路上不加限制地发展下去，就很容易成为情绪性饮食障碍的诱因。

- 你也有可能已经采用不健康的方式来控制自己的身材很久了，但是一直没有人告诉你这样做的不良后果，而你也从来没有意识到这个模式存在问题。例如，你一直用体重监测的方式来控制自己，每天都会量一下体重，然后调整自己的食量；当你路过任何可以映照出自己样貌的地方时，也会不断检查自己的身材等，这些行为都会在不经意间强化你对体重控制的痴迷心理，这也会成为情绪性饮食障碍的诱因。

除了以上这些容易诱发情绪性饮食障碍的常见环境条件之外，情绪性饮食障碍患者也存在一些很鲜明的想法、态度和信念特点。想法是经常会出现在我们大脑中的各种思考内容，态度是一个人对某事或者某人相对概括的感受（比如"我挺愿意接近同事××，她这个人挺阳光的"就是一种看待人的总体态度），而信念则是我们对人、事、物坚信不疑的思维。在这里，我重点举例说明情绪性饮食障碍患者对待食物的种种态度特点，这是因为，态度往往以感受或者预期的方式出现，会让大脑产生类似"我瘦了挺受欢迎的""如果我能变成××样子，我的人生就更加美好了"这类思维。这类思维不会像稍纵即逝的想法那样对一个人产生短暂的影响，也不会像顽固不化的信念那样令一个人感受深刻（例如，当你想到"自己什么都不是，没有价值"这样的信念的时候，整个人都会很沮丧），但是它们却会在看似无害的情况下，非常有效地影响着你平日的一举一动。下面的例子就是一些和情绪性饮食障碍相关的"态度"：

- "身材好才会被尊重"
- "腹部有 6~8 块腹肌代表着自律"
- "瘦不下来就毫无吸引力"

- "胖子交不到朋友，更谈不上找到亲密关系了"
- "瘦的人看起来更成功"

如果你经常出现上面这些态度，那么，它们成为影响并且控制你每天行为的主基调也就不足为奇了。想想看，一个人如果总是不经意地认为只有瘦才是成功的、有能力的、能吸引人的，才能交到朋友、找到伴侣，才能管理好自己，等等，最重要的是，这些态度、看法最终都和"只有这样，自己才是有价值的"这个中心信念挂上钩的话，那么当然会容易造成这个人在生活中对和饮食相关的事情做出各种不健康的控制行为，而这·切又会最终导致情绪性饮食障碍的发生。

【思考练习】

请想想看，在你生活的环境中，人们对待身材和体重的看法都有哪些？

_____

_____，

_____。

你自己是怎样看待有关外貌和体重的话题的？

_____

_____，

_____。

在情绪性饮食障碍影响你之前，发生过什么事情吗？

_____

_____,
_____
_____。

　　现在有哪些情景会很容易刺激你做出和情绪性饮食障碍相关的举动？

_____
_____,
_____
_____。

　　当情绪性饮食障碍已经成为影响你的一件事之后，是什么让你无法从中挣脱？

_____
_____,
_____
_____。

2.2.4　我们的大脑是怎样帮助"情绪性饮食障碍观念模式"巩固它的地位的？

　　通过前面的举例，大家已经了解了情绪性饮食障碍观念模式是怎样在不经意间建立，并且在后续不断重复的特定行为中得以强化的过程。可是，在这个过程中，我们的大脑究竟扮演了怎样的角色？在这一小节，我们就来说说大脑的参与过程。

　　这就不得不说到大脑处理信息的过程。好比计算机一样，我们的大脑可以被看作是一台最精密的信息处理器。在我们生活的环境中，信息无处不在，而大脑，首先需要选择将哪些信息输入到自己的处理器里。在这方面，计算机的信息是被动输入的，也就是说人们需要为计算机做好选择，确定自己要用怎样的方式（如键盘输入或画板输入等）把什么信息输入计算机。计算机也只会处理我们输入的信息。而对人类来说，信息输入可以分为主动和被动两种方式。也就是说，我们当然可以主动抓取自己感兴趣的信息，但同时，很多信息也会以"被动渗透"的方式进入到我们的意识里。我们的五种感知能力，即视觉、听觉、嗅觉、味觉、触觉都可以看作是大脑的信息输入方式。这样一来，你可能也想到了，如果我们的大脑对所有无论主动还是被动输入的信息都加以处理，那么大脑可能会受不了！因此，我们的大脑会对需要处理的信息进行选择，并且对这些被选出来的信息做出处理，也就是进行解释的过程。当大脑从这些信息中得出结论后，会形成一些对未来类似信息进行加工处理的相对固定的方式，这就是我们之前提到的"观念模式"。这些观念模式会在绝大多数时间成为决定大脑会注意到什么信息的幕后主使。同样的，我们之前提到的信念也具备这样的强大力量，会影响我们的大脑注意到什么，怎样解读信息，最后再影响到行为层面。

那么，大脑怎样选择要主动抓取的信息呢？这就和我们之前谈到的观念模式的形成过程有关了。之前我提到，观念模式的产生来源于我们在生活中的体验，一旦体验被强化到足够的程度，比如一个人经历冲击力很大的事件，好比乔娜在新班级感受到的歧视；或者是这个体验被重复得足够久，如乔娜不断通过不吃饭让自己减掉体重，她的大脑就会开始形成某些固定的观点、信念。而这些观点和信念会让她对一些特定事情产生特殊的预期。例如，她会格外关注和自己体重变化相关的信息或者被人评论外貌的信息等。在预期产生后，大脑就会更为积极地寻找和这些预期相关的各种信息，同时会过滤或者忽略掉与这些预期无关的其他信息。

另外，大脑还会做的一件事就是，寻找和它形成的观念模式相符的信息。举例来说，乔娜的大脑已经形成"人们只会因为自己的身材、长相好而对她更友善"的认知，那么她在和其他人相处的过程中，就会更为敏感地去关注别人对自己外貌的评价和态度，即便在这期间她遇到过根本不在乎她长相的人，她也很可能会忽略这些人，转而关注那些对自己外貌给出消极反馈的人，因为她心里的预期是人们并不认为自己的外貌好，因而也不大可能对自己友善。

当然，大脑的这个特点并不仅仅局限于有情绪性饮食障碍的人群身上，每个人都会被大脑的这个特点影响。事实上，这就是我们每个人都可能会产生的先入为主的印象，会导致我们带着偏见来看待身边的一切。我再用一个日常生活中的例子来说明为什么我们的大脑在抓取信息的过程中会经常带有偏见色彩。比如，你去某地旅游，一下飞机遇到的第一个当地人是出租车司机。但是很不幸，这个司机不仅带着你绕路，开车过程中还很不礼貌，到了目的地后，你感觉自己根本提不起兴趣再去感受这个地方了，对当地人产生了很糟糕的看法。但是，接下来的时间还是要和别人打交道。你发现自己很容易注意到周围人做的不尽人意的地方，比如酒店的服务员很少有笑容，酒店前街面上的小贩们很吵，等等。

所以说，我们大脑的这个"偏见功能"总是会让我们更容易注意到和自己的偏见相关且与自己的偏见结论相符的信息。这样的信息选择和处理模式也自然很容易让大脑被自己一开始选择输入的信息反向强化，最终也就导致了一种在固定的思维偏见模式里打转的现象。

【思考练习】

让我们花几分钟思考一下自己有关进食、身材和体重方面的想法，看看自己是不是总会注意到某一类信息？同时，你又会不会总是用相同的方式来解读这类信息?

_____

_____,

_____

_____。

这些想法又是怎样强化你一开始对进食、身材和体重方面的想法的?

_____

_____,

_____

_____。

你的这些想法里,有哪些的确反映了事实情况呢?

_____

_____,

_____

_____。

2.2.5 识别自己的"情绪性饮食障碍观念模式"

阅读到这里,我们了解了怎样的思想土壤会孕育出情绪性饮食障碍的症状。首先,它和我们怎样看待自身价值相关;其次,它建立在人们针对食物、身材和体重特有的观念模式的基础上。同时,我们了解了何为观念模式,它是怎样产生、发展以及得到维护的。我们的大脑在这个过程中承担了什么样的角色来固化情绪性饮食障碍观念模式。在这个小节,我们就来自己总结之前学习到的内容,通过实践练习来帮助识别出来自己的情绪性饮食障碍观念模式。

做了这步工作后,我们就可以把一直躲在幕后不断操作、控制自己行为的这些观念暴露出来，这样当我们再次被它们影响的瞬间，就可以提醒自己放慢行动，考虑自己是否可以做出不同的选择？

所以，当自己的情绪性饮食障碍观念模式正在影响着你的时候：

你是否可以观察到自己脑海中会有什么样的态度、想法来控制自己的进食行为，来纠正自己的体重和身材？

_____

_____，

_____

_____。

_____

_____，

_____

_____。

你在这个过程中感受到了什么？

_____，

_____

_____。

_____

_____，

_____

_____。

之后呢，你做了什么？

_____

_____，

_____

_____ 。
_____
_____ ,
_____
_____ 。

通过以上总结，我希望我们对自己的情绪性饮食障碍观念模式有了更为清楚和深刻的认识。我们也能够识别出当它们正在头脑中活动的时候，自己会受到怎样的影响，会做出哪些相应的行为。自己也能够意识到大脑会怎样带着偏见来选择让你注意哪类信息，同时用同样的负面方式去解读这些信息。这些觉察将会为我们后面要做的改变打下基础！

2.3　从思维到行为：徒劳挣扎——常见的错误身材管理措施

下面我们把注意力放到和情绪性饮食障碍相关的行为模式这个话题上来，我们将通过进一步认识这些对自己实际上并无正面帮助的行为，了解情绪性饮食障碍的思维—行为模式互相激发并强化的完整过程。

现在我们知道了，罹患情绪性饮食障碍的人会认为自己的价值和身材、体重等有很大关系，因而他们会用严格的方式来管理自己的进食习惯，控制自己的体重和身材。这些想法和做法会占据他们的整个生活，因为哪怕是一丁点儿的体重变化，都会被他们上升到"自己对身材或者体重的管理失控了，也就等于自己失败了，也就等于自己失去了价值"这样的恐怖结论上。所以说，他们会尽一切努力确保自己的体重或者身材保持在减轻、变瘦的状态。

怎样来维持这样的状态呢？对此，被情绪性饮食障碍影响的人群有一系列的方法和措施，其中一些方法很可能会让普通人感觉到"这样也行？太极端了吧"，不过，对情绪性饮食障碍人群来说，只要是能肉眼可见地减少体重，让身材瘦下来的方法就是好办法。在这部分内容里，我会为大家总结一些常见的情绪性饮食障碍人群所使用的控制身材和体重的方法。我必须要强调一点，这些方法并不符合健康减重的科学原理，分享的目的是希望大家通过了解它们，意识到自己不合理的行为对自身可能会产生伤害，导致不良后果。

2.3.1 情绪性饮食障碍有哪些超严格的饮食要求？

对情绪性饮食障碍人群来说，最常见的饮食要求就是严格限制食物的摄入，也就是人们常说的"节食"。不可否认的是，可能大多数人，尤其是女孩子在一生中都有那么一段靠节食来控制体重的日子。尤其是当前市面上各种介绍采用节食方法获得理想体重的书籍和多媒体内容数不胜数，其中不乏可以借鉴的科学节食方式。

然而，情绪性饮食障碍人群和普通人群会使用的节食方式存在着本质上的区别，那就是情绪性饮食障碍人群会遵循极为严格的节食规定，这也导致他们的节食要遵守完全没有灵活度的要求，另外，他们有很具体的目标，也要求自己必须达成该目标。这些所有和节食相关的要求、规定，就形成了情绪性饮食障碍特有的节食规则。

这里我们介绍其中三种最常见的情绪性饮食障碍的节食规则：

- 关于吃什么——罹患情绪性饮食障碍的人往往会抱着极端的态度看待某类食物。他们会认为有的食物本身就是"错误的"，是"有罪的""危险的"。例如，有的人会异常害怕带有任何油脂的食物，他们认为只要沾上一点点油脂，就能让自己受到毒害。再如，有的人会迷信专门吃某类食物能让自己变得纤瘦，如红薯，因此，他们只吃红薯，不再碰其他食物。对食物的禁忌对情绪性饮食障碍人群来说，可能是很有个人特色的现象，因为每个人可能获取到的信息或者相信的信息都不同，所以也会呈现出对不同食物的回避或者迷信的行为。

- 关于怎样吃——正像刚刚介绍的，情绪性饮食障碍人群可能会回避吃某类食物，甚至会回避吃任何食物——单纯让自己饿瘦。这样的举动有时甚至会很疯狂，因为他们会让自己在饿到极致的状态下才进食一点点。稍微好一点的情况是，有人可能会将进食行为控制在一天一次，或者在某个时间段以后就不吃东西了。

- 关于吃多少——受神经性厌食症或者神经性贪食症困扰的人对每天摄入的热量计算通常是非常执着的。例如，有的人会限制自己一天摄入的热量必须低于800大卡，而根据中国营养学会的指导意见，成年人每天要维持自己身体各项功能所需的食物热量要2 000大卡左右，这还仅仅是针对那些进行轻度劳动的女性人群的热量摄入标准参考数值。

还有其他一些比较特殊的、具有个人特点的节食规则，包括不让自己坐着吃东西，不允许自己和别人一起吃（因为他相信自己会被其他人吃东西的样子影响到，进而导致自己不能成功执行自己的节食规则），或者规定自己必须是一起吃饭的人里吃得最少的那个，还有人会把食物切成非常小的份额，让自己吃得很慢，等等。

【思考练习】

你是否正在节食？你对食物有什么特殊要求吗？你在用什么方法节食呢？

_____

_____,

_____

_____。

2.3.2 情绪性饮食障碍有哪些严格的体重控制方式?

即便使用极为严格的节食方法,情绪性饮食障碍人群也往往会感觉效果不够好、不够快!所以,他们也会结合严格的体重控制方式,让自己瘦下来的速度更快一些。我在前面的内容中也提及了这些常用的体重控制方式,包括使用泻药、利尿剂或者催吐,同时采用极端且频繁的健身方法等,所有行为都是为了减少营养被身体吸收或者加快体内热量的燃烧速度。

这些体重控制方式同时也成了维持情绪性饮食障碍思维模式的主要动力源头。下面这个图就体现出了它的循环过程:

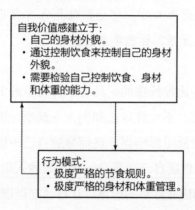

自我价值感建立于:
· 自己的身材外貌。
· 通过控制饮食来控制自己的身材外貌。
· 需要检验自己控制饮食、身材和体重的能力。

行为模式:
· 极度严格的节食规则。
· 极度严格的身材和体重管理。

2.4 错误的方法导致错误的后果:进一步地自我伤害

在本书第一章我简要介绍了情绪性饮食障碍对一个人的伤害,

而这些伤害的深远影响远远不止于此。

从某个角度来看，甚至可以说情绪性饮食障碍会对一个人造成心理创伤。这样的创伤主要从两个方面影响着受情绪性饮食障碍困扰的人群：第一是备受限制的思维能力，第二是无力自拔的情绪伤害——因为无法达成目标而导致的沮丧、无力和挫败感。

我在前面的内容中介绍过，受到情绪性饮食障碍困扰的人群会每天无法自抑地不断想和吃、食物以及控制体重相关的事情。事实上，这种思维方式可以看作是一种强迫性思维。而在临床心理治疗方面，对强迫性思维的处理需要当事人的配合，必要情况下也需要一定的药物辅助才能够进行科学干预。可是，情绪性饮食障碍人群很难意识到自己的这种不断思虑和吃相关的思维方式的害处，因此，它也可能以更为隐蔽的方式继续折磨着自己。

其实我们可以想想看，如果一个人真的希望减少对食物的欲望，那么，最符合逻辑的想法不恰好是根本想不起来吃以及和食物相关的一切信息吗？想不起来，自然会很少地付出行动了。可是，因为被情绪性饮食障碍困扰的人们对食物产生了不切实际的恐惧和担忧，反而会被困在各种和吃相关的细节思考中，甚至逼迫自己到濒临崩溃的地步。这一切会导致他们因为这些备受限制的思维模式而不断承受向内的自我攻击。

另外，由于人为限制自己对营养的摄入，人体机能自然会更强烈地反弹，释放更多和饥饿相关的信号，这样一来，就会给自己设置的节食规则带来异常强烈的挑战。要知道，人体的自然构造对每一个功能来说都有其自身的目的性。当你用尽方法压抑某个功能的时候，你的身体并不清楚你要做什么，所以该运作的功能还是在运作中。而当某方面的压抑达到极致，机体的渴望也会相应达到极致，虽然你的大脑可以自我欺骗，但是你的身体依然会释放出诚实的信号。这就是为什么你越节食，你对食物的渴望越会通过自己的身体表达得更为剧烈。如果你在节食过程中还增加了催吐、使用泻药或者利尿剂等方式，那么身体无比需要食物的反应还会更加剧烈，如此强烈的内战对一个人的情绪所造成的冲击强度，也就可想而知了。

这样的矛盾每时每刻都在上演，被困住的人也每时每刻都面临着打破自己定下的严格节食规则的可能。也就是说，被困住的人每时每刻都可能面对内心深处的最大恐惧——我连自己的身材体重都管理不好，我毫无价值。这就好比自己自导自演了一场注定失败的人生悲剧，在不断重复的剧情中加速自我消耗。每一次无法抗身体对食物的自然渴望，都让他们产生更深的无力感和自责情绪。他们也因此对自己更加失望，容易认为自己"软弱""又失败了"等，而这样的心态很容易成为抑郁症的诱因。

【思考练习】

上面提到的创伤体验，你是否也经历过？在你打破了自己制定的节食规则后，你会对自己说什么？你感受到了哪些情绪？

_____

_____，

_____

_____。

_____

_____，

2.4.1　错误的后果之一：暴饮暴食

在临床治疗情绪性饮食障碍患者的时候，每当遇到有暴饮暴食症状的人，我都会在治疗一开始就告诉他："请一定要记得，从今天开始，我们不要再责怪自己了，不要因为自己的暴饮暴食惩罚自己，因为，不会有没来由的行为，我们要先学会理解自己的行为。"这时候，在我对面的当事人往往会长长地出一口气，有的甚至会号啕大哭，告诉我说"我太累了，每次吃东西都是一种折磨，每次吃完我都恨自己恨得要死"。听着这样的话，感受着他的痛苦，我心里的无奈和痛楚总会翻涌上来。要知道，情绪性饮食障碍患者出现暴饮暴食行为就好比一个将要溺水的人在胡乱抓住任何能让自己不下沉的东西一样，这完全是本能反应。

可能有的人一开始就可以顺利地执行自己的节食计划，这样的人会更有信心进行下去，甚至还会给自己制定更为严苛的节食规则。可是，我之前解释过，这样严苛的节食规则本身就缺乏科学性，会直接导致自己身体的本能反抗。越是严苛的节食规则，越缺乏能够实际执行的可能性，也就越容易被打破。

而一旦规则被打破，他就会进入到暴饮暴食思维模式的开启阶段：在打破了自身严格设置的任何一条节食规则后（如"过午不食"），他会开始用严厉的态度和语气指责自己，同时会感到沮丧和羞愧。在这样的指责与羞愧的不断夹击中，他会相信自己"又失败了"。一旦如此，他的头脑中会浮现出类似"算了，我什么都做不了，还不如就这样放弃吧"的想法，这种想法就让暴饮暴食的舞台拉开了序幕。

暴饮暴食之所以会被类似"我连这点小要求都达不到，我真是个失败者，我放弃吧"这样的想法点燃，是因为发生暴饮暴食行为的人往往会用一种心理学上讲到的"全或无"的想法来看待问题，也就是我们平常讲的"非黑即白"的思考方式。也正因如此，当他打破了一个小规则，就会认为一切都无可救药了，自己已经完全失去了掌控，所以就会走向另一个极端——暴饮暴食。下面这个图把暴饮暴食的整个思维动态完整地总结了出来。

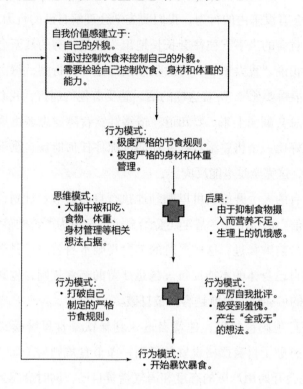

自我价值感建立于：
· 自己的外貌。
· 通过控制饮食来控制自己的外貌。
· 需要检验自己控制饮食、身材和体重的能力。

行为模式：
· 极度严格的节食规则。
· 极度严格的身材和体重管理。

思维模式：
· 大脑中被和吃、食物、体重、身材管理等相关想法占据。

后果：
· 由于抑制食物摄入而营养不足。
· 生理上的饥饿感。

行为模式：
· 打破自己制定的严格节食规则。

行为模式：
· 严厉自我批评。
· 感受到羞愧。
· 产生"全或无"的想法。

行为模式：
· 开始暴饮暴食。

　　然而，当一个人开始暴饮暴食的时候，很可能会给自己的大脑带来愉悦感。这是很自然的正向激励反应。因为当人们忽然停止强烈压抑自己对食物的渴望时，自然会想方设法找到自己最喜欢的食物大吃一顿，因而，当味觉冲破压抑，感受到自己朝思暮想的味道后，会不可抑制地扩大味蕾的冲击感，因而，食物吃起来会更好吃，也更难控制自己停下来。可是，这样的愉悦感受会很快被强烈的自责心理和自我攻击情绪替代，就好像本书中乔娜的故事那样，当她吃完了一桌子外卖之后，就不可避免地开始指责、攻击自己，会对自己产生强烈的厌恶和反感情绪。

　　不过，这样的状态之所以会得以持续的原因是，当他冷静下来之后，往往还是会希望自己下一次可以做得更好，之后，他会重复进入上图所示的思维—行为模式的循环中。只不过，之后每一次的循环都会比之前的循环程度更激烈（也就是说，制定更为严格的规则并打破规则后会比上一次更为激烈地指责自己）。而再次打破规则的结果也会变得越来越不可收拾。人们的心态会在这种不断循环中逐渐走向崩溃。

2.4.2　错误的后果之二：补偿行为（催吐以及过度锻炼）

在暴饮暴食不断摧残人们的意志的过程中，人们通常会采用一些"补偿行为"来帮助自己找回一些减掉体重的信心。这就集中表现在人们会采用各种极端方式将自己暴饮暴食所吃进去的热量排出体外，包括我们之前提到的催吐、使用泻药和利尿剂以及过度锻炼等方法。之所以称之为"补偿行为"，是因为情绪性饮食障碍人群认为，如果自己做了这些措施，就意味着有希望维护住自己理想的身材及体重目标。不过这些所谓的"补偿行为"都是人们投射出来的理想方法，实际上根本无法帮助大家达成获得理想身材的目标，因为这些方法的实际作用恰好在于，它们有助于人们不断维持暴饮暴食的模式。

这些方法在暴饮暴食人群的心目中制造了一个幻觉：如果自己偶尔大吃特吃了，那么当自己可以把吃进去的热量用各种方式尽快排出体外时，就不会有热量被身体吸收。这种判断会让他们感觉自己找到了解决问题的捷径。因而，他们常会告诉自己"这是最后一次暴饮暴食了"，不过，当自己靠催吐或者使用泻药等方式把食物快速排出去之后，就会获得心理上的平衡，反而让暴饮暴食的现象发生得可能更频繁了。下面这个图把这个过程完整地展示了出来。

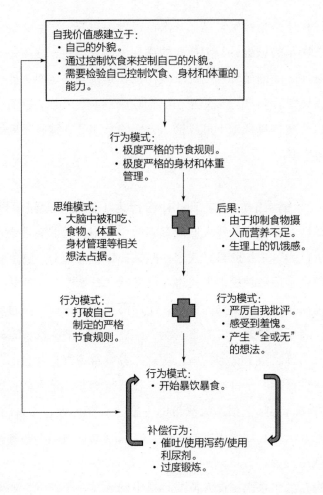

自我价值感建立于：
· 自己的外貌。
· 通过控制饮食来控制自己的外貌。
· 需要检验自己控制饮食、身材和体重的
  能力。

行为模式：
· 极度严格的节食规则。
· 极度严格的身材和体重
  管理。

思维模式：
· 大脑中被和吃、
  食物、体重、
  身材管理等相关
  想法占据。

后果：
· 由于抑制食物摄
  入而营养不足。
· 生理上的饥饿感。

行为模式：
· 打破自己
  制定的严格
  节食规则。

行为模式：
· 严厉自我批评。
· 感受到羞愧。
· 产生"全或无"
  的想法。

行为模式：
· 开始暴饮暴食。

补偿行为：
· 催吐/使用泻药/使用
  利尿剂。
· 过度锻炼。

　　通过上图，我们发现这个循环自己形成的内部平衡机制——自我价值感建立的基础被外貌挟持，而严格控制饮食成了达到理想外貌的唯一路径。可是，人在无法避免地打破节食规则时会开始暴饮暴食，为了减弱暴饮暴食的影响，用不健康的补偿行为形成暴饮暴食的小循环，这一切，不断给情绪性饮食障碍循环本身提供了持续发生、发展的动力。上图也准确揭示了神经性贪食症的发生状况。

2.4.3 错误的后果之三：极端行为（极端减重及饥饿症）

谈及情绪性饮食障碍对一个人心理和生理进行摧残的过程，就不得不提到由于情绪性饮食障碍观念模式而导致的另一种极端现象：饥饿症。相对于包含暴饮暴食症状的神经性贪食症来说，饥饿症的现象，就是大脑在人为强制减重过程中遭遇身体本能的饥饿反应时所采取的另一种极端应对方法——坚持住，就是不吃——的后果。它与暴饮暴食就好比丁字路口的两种选择：如果选择了暴饮暴食，即一个即将溺水的人在拼命抓住救命稻草；如果选择了坚持不吃，就好比处于溺水危险中的人还不曾意识到水里潜在的危险，依然我行我素地做涉险行为。那么，这种现象又是怎样发生的呢？

这需要从减重过程中得到的正反馈谈起。我们已经知道了，一个人被情绪性饮食障碍相关的想法或者行为困扰的核心问题和他如何看待自身价值相关，他们会将自身的价值与自己的外貌直接挂钩。而当一个人通过极端方式得到减轻体重的结果后，这个结果和减重过程本身就会对他形成强大的正反馈，他会感觉到自己获得了成就感，对自己的认同感会加深。与此同时，如果他身边的亲人、朋友、同事甚至陌生人对他的外貌表达出欣赏，这种正反馈就更加被强化。对他来说，获得这些肯定比什么都重要，因为他从中得到了极大的满足。

从神经科学的角度来看，在这个过程中，他的大脑会释放出多巴胺（dopamine）——一种让人们感受到快乐的神经递质。多巴胺存在于人们大脑的中心——一个叫作"中脑"（midbrain）的地方中所包含的"脑黑质"（substantia nigra）里。它的释放会使人们更倾向于重复一些引发它释放的行为——这就形成了一个多巴胺主导的正反馈回路。而因为减重受到外界肯定和内在自我肯定就得以不断重复并且强化下去。

可是快速减重会导致一系列严重的身体和心理问题，我在第一章中简要介绍过这一部分，其中对人们影响程度最深的就是饥饿症现象。首先，饥饿症表现为身体长期营养不良，体重超轻，容易眩晕，甚至昏厥，出现缺铁性贫血症。饥饿症会引起脱发，但会促进体毛生长来为身体保暖。同时，饥饿症会导致皮肤质量变差，指甲变脆弱等。人们的新陈代谢速度会减慢，同时心跳也会减慢，血压可能会降低，体温也会降低。女性会停经，男性会减少睾酮的分泌。饥饿症常常导致人们感到异常寒冷，这种寒冷不仅是体感温度的冷，还会从内向外感受到彻骨的寒意。此时，人的睡眠质量也受到干扰，常常感觉睡不着，或者即便是睡了，醒来后也感觉没有休息好。最后，饥饿症会让人感觉到极度的饥饿，可是与此同时，又没有吃的欲望，往往只吃一点儿就感觉吃撑了。

一个人的青少年时期如果经历了饥饿症，那么对其一生的影响尤其大。因为它会导致生长阻滞，也就是在某个年龄段停止发育，骨密度也不再增加。这些后果是不可逆的。等到他长大成人后，会发现自己很容易骨折，也无法发育到自己本来可以长到的身高。

饥饿症患者也一样会受到严重负面的心理影响。因为长期被和吃相关的想法占据大脑，很容易导致一个人发展出偏执型思维模式，让一个人在面对问题的时候无法灵活思考，找到解决方法。同时，由于身体长期受饥饿感困扰，会让人情绪不稳定，容易愤怒或者和他人起冲突。

在社会功能方面，饥饿症患者和其他情绪性饮食障碍患者一样，都会远离自己的社交圈，变得没有什么兴趣和爱好。同时，饥饿症患者可能会发展出一些在其他人眼里异常奇怪的行为，比如会在吃东西的时候数自己所吃东西的数量，会用餐具不断切割自己的食物，或者会在吃的过程中做一些独特的仪式等。其他的习惯包括他们可能更容易囤积食物，或者做其他事也会强迫性地精细到不可理喻的程度。

所有这些生理、心理和社会功能方面的表现其实都在帮助这个人完成自己的极端减重行为，让自己的饥饿症不断重复发展。下面这个图把这个循环完整呈现了出来。

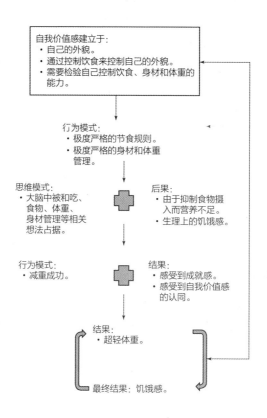

从上面的图中我们可以看出，当情绪性饮食障碍人群通过严格坚持自己对节食规则的各项要求来达到减轻体重的目标，并且在外界和自身的正反馈刺激下，更容易坚持现在的计划，甚至用更为严格的计划来继续减重，这也就导致了饥饿症的发生。因为他们的头脑中不断被怎样继续减重的各种想法占据，他们的生活会变得单调、

重复，而这种单调也会反过来强化他更加积极地思考如何减重。与此同时，由于饥饿症的影响，他经常会在吃东西的时候，哪怕就吃了极少的食物，也会感觉到饱胀，这个信号又会被他解读为自己在长胖，会让他更为担心恐惧，从而对自己的减重计划持续加码。最终的结局，就是他的饥饿症表现继续恶化，进而发展成典型的神经性厌食症。持续下去的神经性厌食症会让一个人被饥饿症完全控制，整个身体的功能逐步衰退，包括自己最重要的器官，如心脏就可能导致患者死亡。

对于正在使用极端手法减重的读者们，我想提醒大家的一点是，请不要小看你所使用的减重方式对自身的影响。如果你在过去几周使用过极端方式减肥（虽然你不一定认为自己用的方式极端），即便你的体重依然属于正常范围，你都有可能让自己的身体经历短暂的"饥饿症"状态。一般情况下，如果两餐之间的时间间隔超过了5个小时（不包含夜间睡眠时间），人们的身体就可能会启动应对饥饿的模式，也就是说，人体通过吃饭吸收进来的养分会以"贮存"为目的进行消化，而不会以正常的新陈代谢的方式进行消化，这恰好是减重人群最不希望看到的。所以说，如果大家想科学减肥，则更应该规律饮食，避免身体因为误会自己进入"饥荒年代"而盲目贮存能量。

2.5　情绪与情绪性饮食障碍的关系

现在，我们已经大体知道了情绪性饮食障碍人群的心理动态，人们的思维和行为之间是如何互相影响，从而形成牢不可破的认知—行为循环模式的了。可是，这并非事情的全貌，还有一个非常重要的影响因素——情绪。情绪对情绪性饮食障碍的作用也需要我们一起来认真了解。

我们知道人类的情绪种类繁多，每种情绪本身都有它自己的功能，也都有它自己形成的原因和结构。对于情绪性饮食障碍人群来说，他们最显著的特点就是对负面情绪的不适应性，也就是说，一旦自己感受到任何负面情绪，都会迅速上升到无法容忍的状态，而在如此情绪压力下，他们会使用各种没有经过深思熟虑的行为来应对负面情绪，其结果自然很可能是糟糕的，甚至是悲剧的。下面我就来介绍一下为什么会出现这样的情况。

2.5.1　何为对负面情绪的耐受力？

耐受力，是指一个人对某类事物或者现象的容忍能力。对负面情绪的耐受力，主要指人们对挫折的耐受能力。在心理学领域，有一个专有名词"低挫折耐受力"（low frustration tolerance），说的就是这种现象。它在临床心理治疗当中很常见。比如我经常在咨询室遇到有拖延倾向的来访者，他们中很大一部分就是因为不愿面对让自己有不舒适感觉的人、事、物，而拖着迟迟不去行动。

对让自己不舒服感受的回避，法国 15 世纪的思想家蒙田对此做出了精彩的比喻，蒙田将生活体验比喻为由不同音调构成的不完美的协奏曲，其中必然会有不和谐的音符。而一位音乐家只有熟悉各种音符的特性，才能把这首曲调谱写得和谐、完整，如果他只选取某类或者某几种自己喜欢的音符进行创作，将会限制作品，使其不再丰富多彩。这个比喻将给人们带来挫折体验的感受比作那些令人刺耳的音符。事实是，无论你喜不喜欢，这些音符都会存在。

挫折感会发生于人们的需求得不到满足的时候，它的产生和阻碍一个人达成目标有直接关系。比如，一个想要减肥的人发现自己就是戒不掉甜食，这就是他减肥路上的阻碍，而最终这个阻碍会让想要减肥的人体验到挫折感。一个想要认真学习，为即将到来的重要考试做好准备的学生发现自己无法摆脱游戏对自己超强的吸引力，导致自己不能专心学习，那么游戏上瘾就是给自己制造障碍的问题，它也会导致考试不利，让自己体验到挫折感。所以说，挫折感无处不在，只不过在面对挫折时，有的人处理起来比较得心应手，有的人则会无所适从，被挫折感困住。而这其中很重要的一个原因就是，人们对挫折的耐受能力不同。心理学研究发现，人们对挫折的耐受能力是需要学习的。比如，我们可以观察到，小孩子之所以容易哭闹，有很大原因是他们体会到自己的需求得不到满足，他们往往不知道要如何应对，或者依靠自己的力量确实也无法应对，此时，他们会用哭闹来吸引大人的注意，从而帮助自己解决问题。但是，随着人们逐渐成长，会学习到更多处理问题的技能，这就需要人们在经历挫折时体验和分析是哪些问题导致自己无法达成目的。这个过程需要人们有一定的对挫折的耐受能力，也就是从痛苦经验中学习到解决问题的能力。一旦人们获得了解决问题的智慧，也就自然会被更少的障碍牵绊住，从而形成不那么害怕挫折和障碍的良性循环。

不过，既然人们对挫折的耐受能力需要通过学习来获得，就难免存在着天生对挫折耐受能力弱，或者后天还没有学会从挫折中成长的人。这类人对自己感受到的负面体验和情绪（如愤怒、悲伤、失望、恐惧、尴尬）往往手足无措，找不到健康、良好的方式去应对，反而会采用一些能够快速帮助自己摆脱这些负面情绪的方法来逃避。这些逃避的方式常常是那些能在短期内给自己带来愉悦感受但在长期会产生更糟糕负面影响的行为，如酗酒、使用药物、自伤或者自残、暴饮暴食、催吐及过度锻炼等。

因而，低挫折耐受力可以被理解为：感受到负面情绪后，发现自己应对或者处理起来很困难，以至于做出在长期情况下给自身带来严重不良影响的行为。

正像我刚刚提到的，这些短期可以让一个人从负面情绪中逃离，但是长期却会更深地伤害自己的行为就包括情绪性饮食障碍症中的常见现象：暴饮暴食、催吐、催泻或者过度锻炼等。然而，通过之前的内容我们已经了解到，这样的短暂释放不仅不能帮助自己解决问题，反而会促使自己的情绪性饮食障碍观念模式不断循环。而情绪在这个循环的过程中就承担了加强针或者润滑剂的作用，成了情绪性饮食障碍观念模式不断循环的帮凶。下图以神经性贪食症为例，把情绪的影响加入了进来，让我们对情绪性饮食障碍的形成机制能够一目了然。

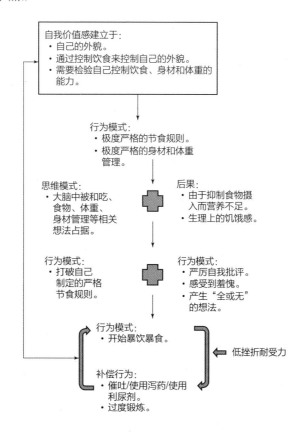

2.5.2　自测：我的负面情绪耐受能力有多强？

下面的一组测试题可以帮助大家自测负面情绪耐受能力的水平。请大家在仔细阅读题目后，把心里最诚实的想法写出来。

题目	从来没有	极少	有时	经常	总是这样
你会常常靠喝酒缓解难过的情绪吗？					
在愤怒的时候，你会常常控制不住发火吗？					
你的情绪经常有极大的变化吗？					
你想伤害自己或者他人的想法发生的频率是多少？					
你身边的人告诉你，你情绪不稳定的频率是多少？					
当你感受到焦虑、担心或者压力大的时候，靠吃东西来抵抗这些感觉的频率是多少？					
你会时常靠吃东西来处理愤怒情绪吗？					
你会时常靠吃东西来安慰受到打击或伤害的自己吗？					
你会时常在感觉无聊的时候吃东西吗？					
你会时常靠吃东西转移自己的注意力，以便不去面对问题吗？					
你靠吃东西逃避负面感受的频率是多少？					

对以上问题，如果你的回答多数是"经常"和"总是这样"，那么说明你在管理负面情绪方面可能存在困难。在本书后面讨论如何应对情绪性饮食障碍的章节中，我会详细讨论负面情绪的管理方法。如果你的回答中多数是"从来没有"或者"极少"，这很棒！不过，我想邀请你继续阅读下去，看看自己管理负面情绪的方法是否也在书里出现了？或者，你有其他更好的方法，我也衷心欢迎你联系我，告诉我你的秘诀。我也希望可以从你身上学到更多方式，很可能你的方法对帮助其他人也非常有效！

2.6 回顾圈套的形成：总结情绪性饮食障碍循环圈

到目前为止，关于构成情绪性饮食障碍观念模式的思维、行为和情绪因素就全部介绍给大家了。让我们用一个更为完整的图把它全部呈现出来，帮助大家更好地消化我们迄今为止了解到的内容。

我们知道和情绪性饮食障碍相关的问题始于我们如何看待自身的价值。情绪性饮食障碍人群容易将自身价值和外界对自身外貌特征的评价相关联，进而，就容易将自己控制进食、体重的能力与自己能否达到令人艳羡的外貌标准相联系。这样一来，情绪性饮食障碍人群就容易陷入对饮食和体重控制的思维—行为循环圈中。在这个过程中，人们通过极端的减重方式帮助自己实现维持理想体型的目的。

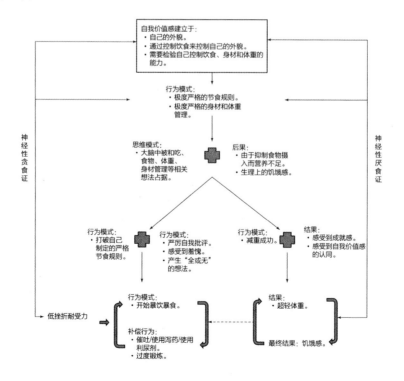

如果一个人在这个过程中因为一开始的减重成功而受到鼓舞，从此能坚持自己严格的减重规则，那么他很可能会因为对减少热量摄入的执着追求，将自己推入神经性厌食症的循环模式中，发展成饥饿症，很少会对食物产生积极的需求感受。

当然，这也并不绝对。因为，如果在这过程中偶尔打破节食规则让自己过度进食，也有可能会朝神经性贪食症的方向发展。也就是说，他会因为打破了自己制定的严格规则而自责，产生"全或无"的想法，再加上自己的低挫折耐受力而导致暴饮暴食现象的发生。所有这一切，就形成了情绪性饮食障碍的自动循环模式。

2.7 是的，你需要改变

我想当你了解了情绪性饮食障碍的相关科学信息以后，你恐怕也开始意识到，健康减重并不是自己想象的那么简单。你自己所认为的那些快速有效的减重方式实际上可能不仅无法帮助你获得充满生命活力的理想外貌，反而会导致你形容枯槁，备受伤害，甚至有失去生命的危险。因此，我们需要改变，需要学习科学健康的方式，找到适合自己的身材管理方式和方法。

在接下来的章节里，我们来一起开启找到这些方式和方法的征程！我们会一起评估改变的优势和劣势，同时需要认清自己改变的意愿，确认是否做好了改变的准备。我们也会一起分析哪种自我帮助的方式更适合自己，或者你会需要一些专业人士在哪些方面给予自己更多的信息或支持等。

那我们就开始吧！

【章节要点】

- 受到情绪性饮食障碍困扰的人群常常不能认同自身的价值，而且会将外界对自我的评价，尤其是对自己外貌等方面的评价与自己的价值相关联。这就构成了情绪性饮食障碍人群的核心负面自我认知。

- 一旦核心负面自我认知形成，人们会采用各种方式帮助自己通过控制体重来达到"以瘦为美"的自我认同目标。这些方式往往存在极端和严格的特点，如采用催吐、使用泻药、使用利尿剂或者过度锻炼的方式来消耗热量，或者采用极度严格的进食规则（如把食物切成很小的份额，只允许自己吃一点点）。

- 因为这些思维—行为的互相影响，受到情绪性饮食障碍困扰的人们会发展出特殊的观念模式——因认知和行为不断互相促进而促使某种行为不断重复的思维定式。

- 神经性贪食症的观念模式因自己制定的严格节食规则被打破而触发，由于自己无法接受自己打破了节食规则而不断自责，给自己更大压力，在压力下又产生"全或无"的想法导致自我放弃，同时因为自己无法应对负面情绪带来的不适感而让自身出现完全放弃自我的行为，开始暴饮暴食。可是，暴饮暴食后，人们会再使用更为严格的规则来惩罚或者要求自己，这样就陷入了下一轮的贪食轮回。

- 神经性厌食症的观念模式因在一开始获得积极反馈的体验而触发。人们会因为大脑获得的强大正反馈和释放的多巴胺将自己牢牢锁定在坚持严格减重行为的道路上。其最终结果是发展为饥饿症，导致身体对饥饿的信号不再敏感，或者容易误读，这样下去，会对一个人的生命安全产生极大威胁。

- 同时，我们不要忘记情绪在整个情绪性饮食障碍观念模式中的加强作用。我们需要了解的是人们对低挫折耐受力是怎样加重神经性贪食症的发生和发展的。当然，这并非说神经性厌食症人群拥有更强大的对负面情绪的耐受力，完全不是这样。神经性厌食症人群一旦发展到饥饿症的程度，会由于自己过度陷入怎样减少饮食摄入的思虑中，而忽略其他的感受和想法，所以其本质依然是对负面情绪的应对不足。

【我的读书笔记】

亲爱的读者，在每一章的最后，我为你留出空白的篇幅，邀请你写下对本章印象深刻的内容以及想法、困惑和建议。

03 第三章
认识自己：我是否为改变做好了准备？

"在所有的自由中，最重要的一种就是成为你自己。你放弃你的真相换取了一个角色。你放弃你的感觉换取了某种行动。你放弃了感受自己的能力，带上了一个面具……自由，首先要从我们的内心去发生。"

——吉姆·莫里森　美国诗人、导演、摇滚歌手

所有改变的发生都需要一个过程，对大多数人来说，这个过程是漫长又艰辛的。毕竟，陪伴自己成长的许多模式都在潜移默化中同自己建立起某种联系，这些联系也在不知不觉中让自己对模式产生依赖。因此，改变它们是容易还是困难，需要看自己对这些模式的依赖程度有多深。你越依赖它们，它们也就越容易成为你生活的真正主宰。你可能会认为改变这些想法和行为实在是太艰难、太痛苦了，但这也正是摆脱它们对你控制的必经之路。

这一章我们就来谈谈改变的科学。但愿这简短的一章，能够成为撬动你迈向改变的阿基米德支点！

3.1　道理都懂还是过不好这一生——可能你还没准备好做出改变？

如果对心理学感兴趣的话，你可能会了解到，有关心理学研究

的一个重要领域就是人们的改变是如何发生的。改变并不像人们想的那样，只要有坚定的意志就一定能促成。恰好相反，改变的发生是有规律可循的，我们现在就来了解一下一个人改变的过程。

3.1.1　普罗查斯卡和狄克莱门特的改变六阶段

普罗查斯卡（Prochaska）和狄克莱门特（DiClemente）是两位研究人们行为改变过程的心理专家。根据他们在 1983 年发表的研究，人们的改变会经历六个阶段：

（1）考虑阶段之前：没有意识到自己需要改变某个行为。

（1）考虑阶段：意识到自己存在某类问题，但是并没有意愿做出改变。

（3）准备阶段：形成需要为改变做准备的心态。

（4）行动阶段：开始行动，并且改变自己原有的行为。

（5）维护阶段：维持自己已经发生的改变，用新的行为模式来替代旧的行为模式。

（6）反复阶段：出现倒退或者反复，退回到自己旧有的行为模式。

这六个步骤的核心是，人们能够从每次的倒退、反复中学习到自己还有哪些需要完善的地方，并且为下一轮的成长做出准备。下面的示意图把改变的六个阶段以及它们之间相互影响的关系模式呈现了出来。

举例来说，当乔娜按照自己制定的严格减重规则执行了一段时间后，发现自己不仅没能达到理想的身材和外貌状态，而且自己的皮肤越来越粗糙、没有光泽，头发也越掉越多了。她感觉很奇怪，但是并没有意识到是自己的减肥计划出了问题。这时，她就是处于"考虑阶段之前"的状态。

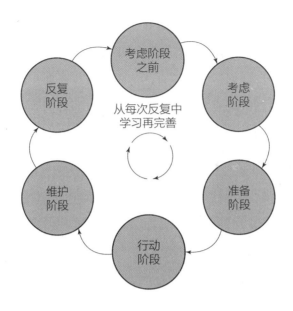

其中图中文字：

反复阶段

考虑阶段之前

考虑阶段

从每次反复中学习再完善

维护阶段

准备阶段

行动阶段

她参加了一个健康饮食的线上讲座。讲座中，老师分享了有关健康减肥的知识，她意识到自己的减重方式可能有些问题，不过，她觉得这些知识很可能有一天又被其他人推翻了，所以她也不想对自己的减肥方式做出什么调整。此时，她就处于"考虑阶段"。

在乔娜继续用自己的方法减肥的过程中，她的身体越来越差，整个人变得精神恍惚。妈妈发现她的状态不太对，将乔娜带去医院看了全科医生。经过一系列的身体检查，医生发现乔娜已经处于神经性厌食症的边缘，如果再不诊治，她的身体将承受更严重的伤害。此时，医生严肃地和乔娜进行了一次长谈，了解了她的想法，也告诉她，她使用的方式对身体产生伤害的原理。乔娜看着自己的体检数据，想着自己可能真的是错了。她告诉妈妈，自己会开始学习健康饮食、管理体重的方法，不会再这样伤害自己了。这时，乔娜就进入了"准备阶段"。

了解了怎样有效且安全地管理体重之后，乔娜在营养科医生的帮助下，为自己制订了一个容易执行的饮食方案。同时，营养科医生也建议乔娜和体能恢复训练科的医生谈谈，帮助她制订一个合理的体能恢复训练计划。为了让自己能顺利执行计划，乔娜的妈妈鼓励并支持她住到医院康复部，先在专业人士的看护下进行一段时间的恢复。乔娜同意了，她就这样开始每天规律地生活，在医生指导下循序渐进地慢慢恢复。这时，乔娜已经来到了"行动阶段"。

住院的头三个星期，乔娜感觉有很多不适应的地方，但是她也知道，改变需要过程。三周后，新的饮食习惯和锻炼习惯都逐步建立起来了。她不再需要医护人员提醒自己每天都需要完成的进食和锻炼计划了。而且，在练习的过程中，乔娜发现，自己越来越自然地在新建立的规律中找到了节奏。她吃东西时也很少出现自责等不好的感受了。她在锻炼的时候也开始关注自己身体的感受，如果有承受不住的情况，她会让自己休息片刻再开始。这时，乔娜的改变已经进入到"维护阶段"。

住院两个月后，医生看到乔娜的各项指标都接近正常了。她的脸上也恢复了光泽。妈妈来看她的时候也告诉乔娜说："娜娜，你看上去像是已经变回之前那个无忧无虑的孩子了。"乔娜很开心，医生说她可以出院了！乔娜高兴地和妈妈一起办理出院手续，回到了自己租住的公寓。刚到家里，乔娜依然感受到一阵不舒服，但是她怕妈妈担心就没有表露出来。妈妈看到她没什么事情，也就放心地回去了。晚上，乔娜一个人待在熟悉的公寓房间里，过去不堪的记忆涌入她的脑海。她努力甩甩头，想忘掉这些，但是它们像是躲在暗处闪烁着的鬼魅之眼，一个不留意，自己就会被盯上。第二天，她回公司上班了。公司里让她感到不安全的一切也迎面而来。她意识到，她只是以为自己完全恢复了，其实并没有。熟悉的环境、熟悉的恐惧在点燃她内心蠢蠢欲动的过去熟悉的应对方式——她多么想大吃一顿，把自己的胃填满，去抵抗这些不安。乔娜努力克制着自己，但是晚上回到家里，在她还没意识到自己做了什么的时候，她又点了一桌子的外卖。看着桌子上熟悉的食物，乔娜突然醒过来了，明白了她其实是进入了"反复阶段"。在乔娜出院前，医生曾告诫过她，需要注意回到自己熟悉的环境以后，可能会发生的这些情况。乔娜明白，第二天，她需要按照医生的嘱咐，为自己预约心理医生，继续面对情绪性饮食障碍的心理恢复征程。

乔娜从这次反复的经历中学习到，自己需要认真细致地对待那些影响自我认知的负面想法和体验，因为它们并不会因为自己在医院的康复部学习了新的习惯和知识就不再干扰自己。乔娜的内心依然有很多深层问题需要解决。这一次的经历也让乔娜下定决心，在心理医生的帮助下，梳理出自己一直以来总是负面评价自己的问题。而此时，乔娜通过这次反复，已经成功跨越到第二轮改变的第三阶段"准备阶段"。

【思考练习】

上文将一个人可能会经历的心路历程通过"改变六阶段"解释给了大家。看了这个过程，正在阅读的你可以想想看，你是否做好改变的准备了？或者说，你目前处于改变的哪个阶段呢？

_____

_____，

_____

_____。

3.1.2 改变中的犹豫不决

犹豫不决是很多人都会面临的情况。毕竟，一个人一生中需要做出的选择太多了。而当自己考虑改变曾经陪伴自己很久的模式时，犹豫不决的心理就更会翻涌上来，干扰自己的选择。要知道，过去的模式无论有多不好，毕竟是熟悉的。就好像自己常常走的一条路，哪里有急转弯，哪里不平坦，甚至哪里有个大坑，自己基本上能够预料到，这种熟悉感会让人拥有某种相对确定的安全感。我们知道，在瞬息万变的生活场景中，确定感可以给一个人带来珍贵的被安抚到的感觉，我们当然不能否定这些非常强大的和自己过去的旧模式紧紧相连的情绪反应。

与此同时，人们的头脑在不断经历各种事情之后也在自我成长。大脑的理性分析能力会让自己深知，并非所有的旧模式都适合自己继续发展，尤其是当其中的一些生活习惯会在长期给自己的生活带来负面影响，甚至存在潜在的生命威胁的时候，大脑自然不会任由人们因情绪上对熟悉感、确定感和安全感有需求而停止思考，这也就导致了人们在心理上体验到犹豫不决的感觉。

从另外一个角度看，犹豫不决也是心理学上认为的"感受不到明确的自我感知"的一种现象。这是因为，如果一个人能够清晰感受到自己的"核心我"到底倾向于何种选择，就不会出现无法做出决策的情况了。

例如，在情绪性饮食障碍人群中，人们对是否放弃自己曾经使用的方式、方法就会存在这样的选择障碍。一方面，过去那些与神经性厌食症或者神经性贪食症相关的各种想法和做法，的确在一开始有帮助自己获得过一些认同，达成过一些目标，甚至可能也让自己获得过少见的自我肯定，这些感受都真实发生过。从某种意义上说，这些想法和做法会让自己认为它们是对自己有帮助的，甚至是曾经拯救自己于水火之中的良友。

另一方面，短期效果结束后，人们发现长期下来，这些方法却因先天不足（不符合生命科学设计、不符合自然法则等），在不知不觉中将自己推入更为痛苦的深渊。人们即便用忽视或者自我欺骗的方式继续走下去，事实也不会以个人的意志为转移，总会有各种挑战来提醒自己这条路有问题，需要考虑怎样改变和调整。

这两种心态往往在一开始是势均力敌的，这也会导致一个人感受到自我分裂——两种态度，两种观念模式，谁也说服不了谁；或者一方在理性上占据上风，另外一方却强硬地霸占着感性的领地。事实上，这样的对峙也会导致一个人远离自我的状态——卡在选项A和选项B之间无法动弹的情况，肯定不是真实的自我最期待的样子，不是吗？

这样犹豫不决的心理状态常常发生在"改变六阶段"中的后五个阶段。我们需要知道的是，它的发生不可避免，而感受到犹豫不决的状态时，我们并不需要给自己扣上"意志不坚定"的大帽子，我们只需要知道，它的出现是为了帮助我们在与自己的犹豫不决相处的过程中找到更为清晰的自我定位。

【思考练习】

如果可以，请试试以改变阶段为框架，分析自己在每个改变阶段中可能出现的犹豫不决的想法。写下来后，我们也可以总结一下，这两类想法中都存在哪些主要的观念模式？

改变阶段	支持情绪性饮食障碍规则的想法	支持改变情绪性饮食障碍规则的想法
考虑阶段		
准备阶段		
行动阶段		

改变阶段	支持情绪性饮食障碍 规则的想法	支持改变情绪性饮食障碍 规则的想法
维护阶段		
反复阶段		

支持情绪性饮食障碍规则想法的观念模式包括：

_____

_____，

_____

_____。

支持改变情绪性饮食障碍规则想法的观念模式包括：

_____

_____，

_____

_____。

3.1.3　改变的恰当时机

类似犹豫不决的心态给自己的改变带来挑战的情况还有很多，如因为需要适应改变引发的心理和生理不适，或者因为没有预估到改变的难度等都可能会对改变是否能被成功执行造成一定程度的影响。我们可以将这些大大小小的挑战统一看作改变的心路历程上必经的适应过程，在本书后续讨论改变实操方法的章节我会再逐一介绍。不过，我们先思考一下，是否存在还不适合做改变的时候呢？

答案是肯定的，的确存在不适合做出改变的情况。比如，假设一个受到情绪性饮食障碍困扰的人近期正在经历一些生命中的重大挫折事件（突然确诊重病，自己在意的、重要的人患上重病或者离世、突然丢掉工作，被迫离婚，被迫搬家等），这些事情本身就会对一个人产生巨大的打击，此时若再要求其面对情绪性饮食障碍的困扰并做出改变，很可能导致其产生更加强烈的无力感，更容易触发其激烈的负面情绪。

如果遇到类似情况，先不必着急让自己尽快进入到改变情绪性饮食障碍的状态中去，此时最需要的是让自己先冷静下来，考虑清楚自己的应对能力和可以使用的资源，选择自己当下可以处理的事情先做应对。对于其他的事情，允许自己放一放，等自己各方面状态更为稳定时再考虑系统地克服自己的情绪性饮食障碍。不过，我们当然需要提醒自己，通过了解有关情绪性饮食障碍的相关科学知识，如果判断自己的情况很不妙，也一定不要将克服情绪性饮食障碍的想法无限期地搁置下去。

另外需要提醒大家，调整情绪性饮食障碍的心理和继续自己的减肥目标是不可以同时进行的。我知道这个说法很可能会让你产生困惑：情绪性饮食障碍的产生不就是因为自己想控制体重，实现理想体型吗？怎样才能把这两个目标分开呢？

的确是这样，大多数人都会把调整情绪性饮食障碍的心理和体重控制联系到一块儿去。但是，它们其实是不相关的两件事！

虽然情绪性饮食障碍的心态确实是由于一个人希望减重、变瘦而触发的，可是，通过本书之前介绍的相关知识，大家是否也意识到减重、塑造理想体型是有科学方法的，而采用不科学、不健康的方法不仅不能达成意愿，还会弄巧成拙，导致严重的不良后果。和情绪性饮食障碍相关的一系列观念模式、行为模式的本质就是不健康和不科学的减重方法。所以，我们虽然是从同一个地点出发——希望成功减重，却因为不正确的操作让自己走上伤害自己的道路。

因此，这也就导致了我们需要处理两件事：停止使用不正确的减重方法；学习健康、科学的减重方法来帮助自己最终达成目标。

我们现在需要做的就是先帮助自己改变所有不正确的和减重相关的观念和行为模式，而这个过程中，如果要将减重的目标也掺杂进来，就会非常容易让大脑因为两者目标的冲突，在有意或无意中影响自己对第一个目标的执行和坚持（例如，调整情绪性饮食障碍心态可能需要自己增加富含蛋白质的食品的摄入，而减重目标会让自己害怕吃下去的蛋白质会让自己增重，导致自己控制蛋白质的摄入）。因此，我们需要让自己首先明确当下的首要目标。

如果确定自己需要先治疗情绪性饮食障碍，一般情况下，如果你的年龄在 20~30 岁，BMI 值在 20~25，根据正常饮食调整指导来进食的话，体重的变化会在 1 千克左右徘徊。不过，如果你存在暴饮暴食现象，当进行饮食调整，逐步停止暴饮暴食之后，你的体重可能会有所下降。

正像我一开始说到的，如果你的 BMI 值显示自己的确需要减肥（BMI 超过 30），那么在治好情绪性饮食障碍之后，完全可以进行正常的健康减肥。当下，你需要帮助自己达成的小目标，就是可以先停止暴饮暴食等情绪性饮食的习惯。如果你的 BMI 值显示自己已经属于体重不达标状态（BMI 小于 18.5），那么你更加需要停止自己减肥的想法，相反，我们可能需要首先帮助你将你的体重恢复到符合你自身情况的标准体重左右，才能进行其他身材管理方面的调整。我知道，对一心认为自己太胖、不好看的人们来说，体重增长一点都是令自己身心极度恐惧的事情，所以这个过程最好请专业的心理治疗师帮助自己一起应对。

3.1.4 改变工作表

我把这一部分的内容总结成下面的一个工作表格，帮助大家梳理自己在为改变情绪性饮食障碍观念模式做准备的过程中的想法和感受。将它们写出来，可以帮助自己"看到"这些想法在怎样影响着自己生活的方方面面。

因为不断有和吃、食物、控制体重等相关的想法，你的生活受到了哪些负面影响？（例如，你是否意识到自己无法专注地投入到工作中去？）	因为不断有和吃、食物、控制体重等相关的想法，它们有给你的生活带来任何积极影响吗？任何事情都有两面性，需要客观评估。（例如，想到吃会让自己暂时从不舒服的感受中逃离。）
如果进行改变，你期待能获得哪些积极的结果？（例如，你能更加自由自在地和朋友们一起社交。）	如果进行改变，你将可能付出怎样的代价？（例如，你需要鼓励自己找到其他方式来安慰自己的不良情绪，而不能再依赖食物了，这会让你不安。）
写下以上想法后，你感觉自己处于改变的哪个阶段？	考虑阶段之前 考虑阶段 准备阶段 行动阶段 维护阶段 反复阶段
怎样会让你得到向下一个改变阶段进发的动力？	如果： 我会：

3.2　针对情绪性饮食障碍心态的调整，有哪些可行的改变方法呢？

心理学研究者通过大量的临床研究实验数据得出结论，以循证治疗为基础的临床心理治疗方法对情绪性饮食障碍的治疗是可以产生积极作用的。简单介绍一下，循证治疗是近代通过遵循严格的科学实验方法，由心理学研究者采用数据采集分析并且有针对性地验证被实验的方法是否真实有效的一种心理治疗方法。例如，针对情绪性饮食障碍治疗方法的总结，研究者会从已经罹患情绪性饮食障碍的人群中选出足够的样本，把它们分配到不同治疗方法的队伍中去，同时也需要一组没有经过任何治疗的对比组，用这样的方式来测试实验数据，看看哪种治疗方案最终对参加试验的情绪性饮食障碍患者样本产生了积极作用。

通过类似研究得出的结论是，目前在西方国家最常用的认知行为疗法（cognitive behaviour therapy）对治疗情绪性饮食障碍有很积极的效果。认知行为疗法通过改变导致情绪性饮食障碍模式不断重复的思维、行为和感受之间的连接来帮助接受治疗的当事人找到应对外貌焦虑、负面自我价值感等问题的更为健康和积极的心理调适方法。

认知行为疗法的首要任务是帮助当事人建立起对自身所面对问题的觉知能力。从"改变六阶段"中我们知道，一个人如果意识不到是什么问题在困扰自己，就谈不上做出任何有效的改变。虽然对问题有觉知是不够的，但一切的改变都开始于觉知。当你能够觉知到自己的想法在如何影响自己的行为，而行为又在引发怎样的后果，后果又怎样再一次导致想法加剧这个循环时，你就可能重新掌握对想法的调整能力。不过，我们也需要认识到，建立觉知力就好比让自己以"清醒"的状态活着，而"清醒"地面对自己、面对生活需要巨大的勇气，也是一个人开始改变的必要条件。

认知行为疗法也被认为是非常有效的心理自助调整方法。在你没有足够的经济资源或者没有做好准备寻求专业心理治疗师帮助的情况下，可以通过学习认知行为疗法来自我调整和恢复。本书后面讲到的应对方法中，大部分都建立在认知行为疗法的理论基础上，大家在学习它们的同时可以尝试体会和领悟认知行为疗法的工作原理。希望这些方法能够帮助你们举一反三，将其运用到自己生活中的其他领域，让自己有更多的工具解决生活中的各种问题。

接下来我把建立在认知行为疗法基础上的改变方向为大家总结出来，并且在本书后面讨论实际改变的章节中，我将为大家更为详尽地说明。

- 理解情绪性饮食障碍的恶性循环——根据自身情况，将与自己有关的情绪性饮食障碍相关的观念模式、行为模式和情绪模式等梳理清晰。

- 自我观测——使用食物记录表跟踪自己的进食情况。这样的自我观测可以帮助自己观察和分析是哪些条件刺激自己发生和情绪性饮食障碍症状相关的行为。

- 规律饮食——培养规律饮食的习惯对治疗情绪性饮食障碍来说是核心部分。一般情况下，在非睡眠时间，人们每间隔3个小时左右会进食一次，每天吃3顿正餐，中间再间隔加上2~3次的零食加餐。规律饮食会帮助身体适应自己补充能量的规律，以健康、正常的方式分解自己吃下去的热量。同时，规律饮食也会有效阻止暴饮暴食的发生。

- 正常测量体重——培养每周测量一次体重的习惯。它会帮助你观察到自己的进食习惯与体重之间的变化关系。但是，如果你频繁地测量体重，则会导致自己过度关注体重的变化，引发焦虑情绪。

- 心理教育——在培养健康饮食习惯、克服情绪性饮食障碍的过程中，更系统地了解和情绪性饮食障碍相关的科学知识异常重要。正像大家从这本书中了解到的，除了帮助大家学习和情绪性饮食障碍相关的特殊观念模式之外，我们还会学习哪些是无效的饮食控制手段，不良的控制手段对自己的伤害体现在哪些方面，等等。以认知行为为基础的心理调整方式非常关心大家获得信息的来源是否可靠、是否具备科学根据，因而，书中提供的所有心理教育内容都必须是现代医学和心理学进行过验证，并且具备临床证据支撑的。

- 行为矫正——一旦我们将理论知识学习到位，我们将会开始有针对性地进行行为矫正方面的介绍。例如，如何应对不正确的控制进食行为，如何应对暴饮暴食，如何应对泻药及利尿剂的使用和如何处理过度锻炼等。

- 思维矫正——行为矫正与思维矫正相辅相成。认知行为的核心工作就在于帮助大家分辨实际没有帮助的思维模式，然后将它们调整为对自身有实际帮助的想法。思维矫正和行为矫正可以互相影响，当对自己的行为进行调整时，我们可以同时观察自己的想法是否也因为体会不同而发生了改变。

- "元认知"的觉知能力训练——所谓"元认知"，就是评估你的想法的过程。要做到能够评估自己的想法，首先要能清晰地观察到自己在想什么，也就是你需要练习去想"我正在想什么"。我们常常会用"上帝视角"来形容人们采用客观抽离的方式去观察自己的思维、言行举止，从而总结出自己的观念模式。这个使用上帝视角的方法就是在挖掘人们的元认知能力。当你能够觉察到自己的思维和行为模式以及它们为什么这样的时候，你就拥有了重新调整、做出不同选择的可能性。你可以识别这些想法和行为对自己是否具有真实帮助，是仅能产生短期的好处，还是能产生长期的有利改变？甚至你能评估预测自己当下的所思所想对自己当前产生的好处是否在长期会给自己带来种种不利? 这样的思维训练对我们发展更为灵活的、应对各种生活困扰的能力极为重要。因为它可以帮助大脑发散拓展性思维，减少被当下的细节困住的情况。

- 提升现实评估能力并提升执行力——针对任何改变，如果缺乏对改变困难的现实评估能力，那么这个人往往无法坚持改变。认知行为系统的重要作用之一就是，帮助当事人客观评估改变的困难程度，调整合理的期待值。人们需要学习培养耐力帮助自己践行改变，一步一个脚印地实施自己的计划。

3.3 怎样的改变方式是适合我的?

如果你阅读到了这里，让我们一起为自己鼓鼓掌，肯定自己的坚持! 同时，恐怕你也对改变为什么那么难有了一些认识，可能已经开始共情自己"道理我都懂，却还是什么都做不了"的状态了。是的，任何改变都有难度，要对情绪性饮食障碍做出改变的难度并不小，所以千万不要认为自己改变的过程不顺利是因为自己懦弱、无能、没有毅力等。不停地责怪自己不仅无法帮助自己做出真正的改变，反而会导致自己更容易丧失改变的动力。

这本书会提供给大家一张进行改变的参考地图。当你开始进行情绪性饮食障碍心态调整时，阅读这本书，你可以知道前方可能会有怎样的挑战在等待着自己，判断自己正处于调整情绪性饮食障碍心态的什么阶段，甚至更加细致入微地感知到自己在每个改变阶段中的心理状态是如何变化的。这样的设计，正是为了帮助想要改变的你们在面对改变所带来的未知和不确定时，更有信心去面对它们。当然，这本书不可能将一个人将会遇到的所有挑战都预测到并呈现给大家，因为每个人都是独特的，其经历也必将有其独特性（如一个面临情绪性饮食障碍的青少年和一个面临情绪性饮食障碍的已婚女性很可能会面对具备不同特点的引发情绪性饮食障碍的刺激源），但这并不妨碍大家通过对多数人的共同特征的挑战进行了解之后，学习应对这些挑战的经验和方法，从中获得灵感或者启发，更好地应对自己面对的独特困难。

不过在继续阅读下去之前，我恳请你认真考虑一下，自己是否的确适合采用自助的方式来应对情绪性饮食障碍？自己的问题是否属于非常严重的程度？如果是，你当然可以选择继续阅读这本书，获得更丰富翔实并且科学客观的相关知识，但是，请记得，每种情况都有它自身的限制。如果你的情况很严重，再不寻求专业人士的帮助可能会导致一些无法逆转的伤害发生，甚至威胁自己的生命健康，请一定要尽快联系全科医生和专业的心理治疗师，帮助自己先做好基础的恢复工作，再考虑使用本书继续自助式的身心健康恢复。

最后，如果你感觉自己可以用自助的方式面对情绪性饮食障碍，但是你很担心自己可能会因为缺乏支持或者鼓励而半途而废，那么，我也鼓励你试着联系当地的心理咨询机构或者心理治疗机构，看看是否有互助的团体。这类团体往往由专业心理治疗师带队，帮助具备同样目标的人群使用心理自助工具，让自己在小组支持的氛围中进行成长恢复。

【章节要点】

- 改变是一个有着科学规律的过程，它不是单靠自己的意志、一时的冲动就可以完成的目标。我们首先需要调整自己对改变难易程度的期待值，客观看待自己是否做好了改变的准备。
- 普罗查斯卡和狄克莱门特在 1983 年发表的关于"改变六阶段"

可以帮助大家更清楚地观察到改变发生的过程。

- 考虑阶段之前：人们还没有意识到是什么问题在影响自己的生活，自然也谈不上开始改变，但是人们却在遭受着这个"莫名"的问题给自己生活所带来的各种负面影响。

- 考虑阶段：人们通过不同渠道了解了问题是什么，但是可能由于各种原因还没有发展出改变的意愿。

- 准备阶段：可能有什么事情促进自己认真考虑要开始改变（如丢掉工作、失去了一段珍贵的关系等）。

- 行动阶段：万事俱备，开始行动了。行动过程中也体会新的尝试给自己带来的各种崭新的人生体验。

- 维护阶段：对新方式有了一定适应性之后，自己可以开始采用新办法来管理生活。

- 反复阶段：过去的旧模式、旧习惯依然可能因被各种过去熟悉的场景刺激而复发，但这并不可怕，因为这是人们在建立新习惯的过程中需要经历的一步：从反复中再学习、再完善自身。从反复中学习到的能力，可以帮助自己到更为顺畅的成长通道中去。

- 改变中的犹豫不决也是改变道路上的一只拦路虎。它的存在提醒着自己，我们需要更为清晰地辨明自己究竟想做什么，想成为谁？犹豫不决的状态离"核心我"更远，所以才会让自己难以选择。

- 改变需要一个恰当时机。如果自己正在经历巨大人生挫折或者有更为紧要的事情需要处理，那么对于当下的改变目标需要合理评估，自己是否有精力、有能力、有资源来进行改变？同时要注意到，改变情绪性饮食障碍和减肥是两个冲突的目标，我们需要做出选择，确定先达成哪个目标。

- 针对情绪性饮食障碍的改变，临床心理学研究结果表明，以循证治疗为核心的认知行为疗法非常有效。以认知行为疗法为基础的方法论可以帮助人们进行系统性的改变。
- 科学看待自己所面临的问题，选择适合自己的方式开启改变的征程，我们已经成功了一半！

【我的读书笔记】

亲爱的读者，在每一章的最后，我为你留出空白的篇幅，邀请你写下对本章印象深刻的内容以及想法、困惑和建议。

04

第四章

改变之路：应对情绪性饮食障碍的
有效武器——调整认知，管理情绪

> "'自己'这个东西是看不见的。撞上一些别的什么，反弹回来，才会了解'自己'。所以，跟很强的、可怕的、水准很高的东西碰撞，然后才知道'自己'是什么。这，才是自我。"
>
> ——山本耀司　世界时装日本浪潮掌门人

讨论情绪性饮食障碍形成的时候，我介绍道，这一切都与我们怎样看待自身价值有关。如果一个人认为自己的价值需要建立在外界对自己欣赏的目光和肯定的反馈上，自然会导致他盲目地通过各种方式来获得外界的认可和肯定。满足大众对美丽外表的定义，如追逐模特一般的纤瘦体态、骨感体型等就是一种常见的从外界寻求自我认同的行为模式，而它也是情绪性饮食障碍发生的重要刺激源之一。

从本章开始，我们将讨论如何从认知调整的角度，帮助被情绪性饮食障碍困扰的人们重新建立起健康、稳定的自我认知。通过审视自己的情绪性饮食障碍观念模式来了解内心的真实需求和渴望。

希望本章可以帮助大家逐步、清晰地认识到属于自己的答案，从而真正开始以积极健康的心态去追求属于自己的幸福人生。

4.1 评判自我价值

如果说情绪性饮食障碍人群常常用大众眼中所评判的颜值高低来确定自身价值的话，那么一般来说，人们究竟会用怎样的方式来看待自我价值呢？通常情况下，人们会借助自己的主观判断，在一系列对自己重要的事情方面评估自己的表现或者根据获得的反馈来判断自身的价值。这一系列对自己重要的事情包括人际关系、在某个领域的成就、兴趣爱好的发展、享受的休闲状态及其他能够让自己感受到自身能力的方面。

让我们用乔娜的例子来说明她对自身价值的评价是怎样变化的。22 岁的乔娜在大学毕业后不久进入到一家互联网公司做运营工作。她有自己在市区独立租住的一间一居室。她的父母和她居住在同一个城市，她会定期去看望父母，父母也会偶尔来她这里为她洗洗衣物，和她相聚片刻。她没有什么朋友，但是她上小学和中学的时候，曾经有过不错的朋友。这让她很渴望能找到可以继续互相陪伴、玩耍的伙伴。乔娜在工作上表现一般，但是她认为是因为自己不够有魅力所以才影响到了她在工作上的发挥。同时，她也同样认为自己因外貌不够亮眼而导致自己在成年后没有交到什么朋友。她觉得自己已经 22 岁了，应该要谈男朋友了，可是她却一直没有碰到能发展为亲密关系的对象。她希望自己能有定期旅行的机会，因为她喜欢去不同的地方发掘新鲜事物，满足自己的好奇心。乔娜还有一个心愿，她希望能够将一件音乐器材演奏得得心应手，让听众可以陶醉在自己的演奏中。现在，我们先来看看，在乔娜的生活中，都有哪些方面是对她很重要的？我们用饼图把乔娜生活的重要方面表述出来。

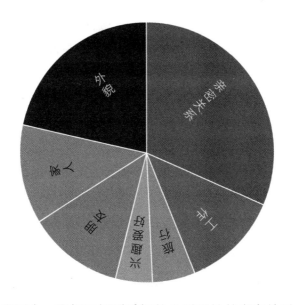

　　从这张图中，我们了解到乔娜的生活里她的亲密关系和她的工作、家人都是很重要的元素。她的确非常在意自己的外貌，但是，这是因为她认为只有好看的长相才能帮助她获得好的亲密关系和工作机会。她的家人不在意乔娜是不是最好看的人，而她也知道无论她长相怎样，都会被家人接纳。另外，她也很在意自己是否有好朋友陪伴在身边，会通过自己能否更顺利地获得友情和爱情来评估自己的价值。与此同时，她认为自己长得不够漂亮又给自己的交友路上设置了障碍。乔娜在旅行和学习乐器方面存在兴趣，但是，因为生活中的她最在意的其实都围绕着自己的人际关系，所以，乔娜很难在兴趣方面投入精力，不过，这些方面如果有积极的发展，也会让她对自己感觉不错。此时的乔娜对自身价值的评价虽然会倾向于对颜值的追求，但是她生活的其他方面依然对她怎样看待自己起着作用。

　　就像大多数人一般，人们也可能会根据自身对生活的哪些方面更为看重来评估自己的价值。比如，有的人可能更在意自己的性格、人品，他会认为如果自己是一个真诚、善良、乐于助人的人，就可能会给予自己很高的评价。有的人可能非常在意自己是否信守诺言，如果让他打破自己对诺言坚守的信念，就可能导致他对自身产生负面评价。而有的人可能会在意自己在某一方面的能力，比如他非常在意自己的社交能力，他并非是真的想交很多朋友，而是希望通过结交各种各样的朋友来体现自己的社交能力，从而给自身一种价值感的自我肯定。所以，大家恐怕也意识到了，总的来说，人们评定自己价值感的饼图会有不同，这和每个人究竟最在意什么直接相关。

而当一个人被情绪性饮食障碍困扰的时候，他对自身价值的评定就在极大程度上取决于自己的身材、体重和控制自己身材和体重的能力。比如乔娜对自身价值评价的饼图，自从她执着于通过控制自己的体重、身材来达到她认为的理想生活状态，被饮食障碍影响后，乔娜对自己的价值感的评估就逐渐演变成下图这样。

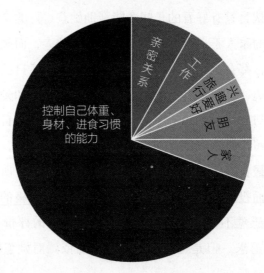

我们可以观察到，乔娜的生活里依然会有其他自己关心的人或事，只不过和自己所关注的体重管理相比，这些过去对自己重要的

部分被挤压到存在感极少的位置上。通过了解乔娜的生活经历，大家知道，这些变化和她体会到的人生挫折、打击有很大关系——试想如果她在初中转学后没有遇到喜欢评价外表、对自己不友好的同学，很有可能她也不会产生必须用好看的外貌来肯定自身价值的想法，也可能就不会由此而发展出导致自己产生情绪性饮食障碍的思考模式。但是，这些不快的经历恰好发生在乔娜形成稳定自我意识的重要时期——青春期。这个时期的心理特点是，一个人的想法非常容易被外界的观点影响，尤其当这些想法来源于自己渴望被其认同的人们，如父母及同伴等。在不知不觉中，乔娜将"长得好才有价值，才会被大家喜欢"这样的想法深深刻入自己的脑海。而当自己遇到不友善的举动和态度时，她会自动归因为自己长得不好看，反而更加激发和强化了"自己要身材好、要漂亮"的思维模式。反复循环下来，乔娜的意识世界里每天除了不停地想怎样才能控制自己的体重，用什么进食方式才能有效减轻体重等之外，就逐渐容不下其他的生活内容了。

从上图大家也可以看出来，情绪性饮食障碍人群的自我价值评估方式就像是没有进行风险分散、孤注一掷的投资者的做法——他将自己所有的希望寄托在一个投资项目上，倾尽所有投入进去。一旦投资目标发生任何变化或者波动，势必会引发他激烈的情绪波动，也当然会让他容易胡思乱想，变得更加没有安全感，不能稳定。可见，"将鸡蛋放到一个篮子里"的做法是风险极高的。情绪性饮食障碍患者不断通过控制体重的方式来确认自己的价值，也自然很难经受得住自己体重方面任何微小的增长。一旦体重波动大了一点点，就意味着自己又失败了，也就非常容易对自己丧失信心，以至于逐步失去自我存在的价值感。

4.1.1 自测：我的价值感

我们花一点时间让自己思考：你会如何评价自身的价值感？

你的生活里有哪些重要的方面会让你联想到自身的价值感？

_____，

_____，

_____，

_____，

_____，

_____。

写出答案后，请将你写下来的内容按照你评估的重要性来排序。如果你不太清楚它到底重不重要，可以试试问自己：假设这方面出了问题，你会受到多大的影响？可以将你受到影响的程度用0~10的分值进行评分，0分代表没有影响，10分代表影响巨大。评分完成后，可以将它们按照对自己最重要至最不重要的顺序进行排列：

1. _____

2. _____

3. _____

4. _____

5. _____

6. _____

7. _____

8. _____

接着，我们来完成"自我价值感图示"，如下图。就像乔娜的饼图那样，我们用一个圆来代表自我价值感的总和，每一项你认为可以占据自己生命一部分的内容都成为圆的一个切块，越重要的部分占据的切块面积越大。

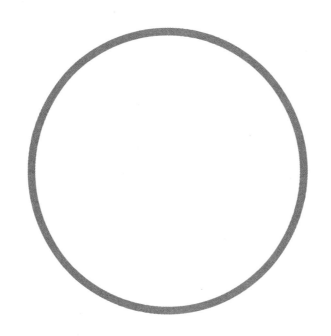

4.1.2 拓展"我的生活圈"

在完成上面的练习之后，我们一起来审视一下自己的答案。在看到自己生活里什么是重要的以后，你是否意识到自己的生活事实上就是被这些自己认为重要的事情占据了呢？假设我们把这个圆想象成一个你喜欢吃的蛋糕，每一个你认为重要的部分都是自己切下去的，你一共将它切成多少块？最大的那块蛋糕代表什么？

如果那块最大的蛋糕是你每天在想和自己的身材、体重控制相关的部分，那么你大概率在用它评估自己的个人价值，或者评价自己生活得好不好、幸福不幸福。你可能会发现自己也会有其他兴趣或者在意的事情，只不过它们与那块最大的蛋糕相比，可能被挤压得没了存在感，变得微不足道起来。

其实，我们完全可以帮助自己重新拓展生活中在意的其他方面，开始调整自己的自我价值评价方式。要知道，蛋糕的其他部分之所以变得那么小，并非因为你不再在意它们（如果真的不再在意它，你很可能不会将它放到一开始的答案里去，对吗？）。我们能做的就是帮助它们重新获得更多的存在空间，让自己的生活更多样化起来！

乔娜在心理治疗师的帮助下，开始这样调整她的生活圈：乔娜意识到饼图中她的家人、朋友、亲密关系和工作等在自己不断担心身材、体重的情况下，被挤压到与从前相比很小的面积中。比如，她依然有结识于童年的朋友，可是自从她的情绪性饮食障碍严重以后，已经有两年多的时间不再和这些朋友互动了。因为身边充斥着对他人的外貌发出评价的人，她害怕自己曾经的好朋友也会对她品头论足。她的家人和自己的关系也变得越来越疏远，不是因为家里人不想和乔娜亲近，而是因为他们越来越不懂她，不明白她嘴里常常念叨的"自己又长胖了"为什么会让她如此焦虑。在乔娜长大成人后，妈妈曾经和乔娜有很多共同话题，会听她讲对人生的迷茫，也会安慰她，但是妈妈只会告诉乔娜不用听那些自己不喜欢的话，这对乔娜起不到什么作用。渐渐的，乔娜不再和妈妈倾诉了。爸爸更是"粗线条"，他会告诉妈妈不用操心乔娜，"小孩子过了这个劲儿就好了"。乔娜曾经喜欢的吉他也被自己搁置下来。她没有心情再去练习，练的过程中脑子里会胡思乱想，根本无法安静下来。旅行曾经是乔娜的热爱，现在也因为担心见到陌生人审视的眼光而逐渐减少，虽然这种审视的眼光可能仅仅是乔娜自认为的。工作更是导致乔娜情绪不佳的重灾区。互联网公司的员工普遍年轻化。大家青春洋溢的样子让去上班的乔娜每天都如坐针毡，因为她心里不停地将自己与同事进行比较。越比越觉得自己很糟糕，皮肤没别人好，穿搭没别人有风格，精神状态完全不在线。她根本没有意识到，正是这种不断将自己认为的不足放大的行为，导致她的状态根本不可能好起来。

心理治疗师为乔娜梳理了她生活圈的现状后，开始逐步引导乔娜思考哪些方面有可能让她重新获得一些积极的体验。

在谈话的过程中，乔娜发现，自己童年的朋友里有两个本身身材就属于胖一点的，但是她知道这两个朋友心态一直都非常好，总是会注意到生活里好笑有趣的事情，也发自内心地愿意分享。她们并不会评价别人，也不会用规劝的方式告诉别人要怎样做。心理治疗师鼓励乔娜和这两个朋友重新取得联系，有机会的时候可以见见面。

另外，乔娜也在心理治疗师的帮助下重新考虑继续学习吉他演奏。她已经完成初级课程了，就这样放弃很可惜。心理治疗师告诉她，她可以允许自己以循序渐进的方式学，和吉他老师商量好，先从每两周一次的课程开始，平时可以让自己从每天弹 15 分钟吉他开始，慢慢熟悉手感。如果乔娜感觉顺利弹 15 分钟了还意犹未尽，再在这个基础上增加 5~10 分钟的练习时间。如果这个方式发展得不错，那么可以和吉他老师讨论将课程频率提高到一周一次。

同时，心理治疗师和乔娜讨论与父母重新建立起沟通的桥梁。不过这次乔娜需要做出一定的调整，她需要减少和父母讨论自己对身材的担心的频率，转而开始问问妈妈和爸爸的生活里发生的事情。不过，这些交谈一开始不要时间太长，比如半小时的电话沟通即可，或者回到家里和父母在一起待 1 个小时。乔娜可以在一开始就和父母说好自己的时间安排。

乔娜选取了三个方面开始拓展她的生活圈。在心理治疗师的帮助下，乔娜选择的这三个方面都是自己认为在当前自身条件下能够接受的。我们不要忘记，改变是一个过程，不是一个即时的结果。心理治疗师帮助乔娜意识到，她所面对的种种困境，包括情绪性饮食障碍，都来自她对马上获得理想结果的渴望。这样的想法完全不符合事物发展的逻辑和规律。意识到这一点之后，乔娜从心理治疗师那里学习到情绪放松的方法，每当自己又着急什么事的时候就提醒自己，慢慢来，先看看脚下的这一步是什么。

这样下来，乔娜在改变的道路上迈出了自己的一小步。她给两个童年的朋友发了信息，询问她们的近况。她收到了她们热情的回应，其中一个朋友邀请她周末去家里做客。她和吉他老师确定了两周后重新开始课程，老师也非常支持她，给她发了一些适合短时间练习的曲谱，让乔娜既能锻炼弹吉他的技术又不会感觉太枯燥，帮助她在练习过程中可以有所变化。老师还邀请乔娜在其中的几次练习中开视频通话，让他可以看一下是否有需要调整的地方；如果她准备好了，也可以去老师的吉他工作室练习。她给妈妈打了 15 分钟电话，第一次没有提及自己对身材的担忧，只是问了妈妈今天过得怎么样？妈妈告诉乔娜自己去学太极拳了，说了太极拳老师教的呼吸方法对自己的帮助。妈妈还说下次乔娜回家可以演示给她看。

这点小变化已经让乔娜的生活有了不同。虽然她还会担心自己的身材，尤其是在要去上班的时候，但是心理治疗师鼓励她先继续坚持这些小改变，允许自己担心。虽然生活里比较大的压力还在，不过改变的要义是先让自己将可以做到的事情慢慢开始做起来，在逐步适应新的节奏之后，再增加难度。

同时，改变过程中一个重要的障碍就是人们对新习惯有天然的抵触。旧的习惯哪怕再不好，再对自己有伤害，一旦成为习惯，它的力量就变强了。例如，即使知道吃饭的时候玩手机不仅会消耗健康也会影响自己的人际关系，可是一旦自己习惯了吃饭时玩手机，整个人就好像进入特定轨道一般，鬼使神差地就会拿着手机边玩边吃。因此，在做出改变时，这个变化越大，自己的抵触心理就会越强。

人们认为改变首先需要足够的驱动力才可以，其实不一定。在习惯力量的影响下，人们很可能对改变是没有足够动力的。正因如此，用很小的改变来牵引自己就成为一种重要的方法！在你非常不想行动的时候，如果你想到自己仅仅需要做的是非常少的改动，那么行动的可能性就大大增加了。比如，如果你知道自己吃饭的同时会玩手机，可以尝试在吃饭时把手机正面朝下扣在桌子上，这个非常简单的小动作可以给吃饭看手机制造一些麻烦，这就有可能让你有机会专注在吃饭这件事上。

而且，大家可能也注意到了，对于乔娜最希望改变的情绪性饮食障碍思维习惯，目前并没有马上对它进行任何明显的干预，这样安排也是为了帮助乔娜营造自然的改变环境，而不是用强制性的命令要求自己改变。因为那样做会更容易让她引发自责、内疚、无力等负面感受，反而可能导致还没开始改变就放弃的情况。

类似的"拓展我的生活圈"思考讨论，可以和自己的心理治疗师在完成一个小阶段改变之后再重复进行，确定其他可以有效改善生活状态的改变方向，制订好可行性方案后，再开启新的生活圈拓展计划。比如，乔娜下一步的拓展计划可能是学习用积极的视角看待自己，每天找 1~3 个可以肯定自我的具体事物。

4.1.3　我的生活圈拓展计划表

下面我为大家准备了一个"我的生活圈拓展计划表"，大家可以参考使用，或者根据自己的生活状态在对它做出调整后再使用。

我的生活圈拓展计划表

首先，请思考并确认你希望进行拓展的一两个生活领域，接下来我们会在这一两个领域中选择相应的项目进行拓展。这其中可能会需要其他人的帮助。

接下来，请用 0~8 分来评估你在进行这个活动之前以及之后所感受到的愉悦感和成就感。这些评分可以让你更为直观地感受到自己所做的事情是否给自己带来了良好的感受。我们已经知道，能让自己获得积极感受的行动会让自己更容易有动力去重复做。

我希望拓展的生活领域是：

1.（例如，身体健康）_____ 2._____

评分说明：

0	1	2	3	4	5	6	7	8
毫无感觉	极少	一点点	轻微	中度	还可以	感受明显	感受很明显	感受极为明显

活动前后的感受记录：

		愉悦感	成就感
日期：（例如，2月28日） 进行的活动：（例如，上第一节瑜伽课）	活动前： 活动后：	2 5	0 5
备注：（例如，瑜伽练习让我感到放松）			
日期： 进行的活动：	活动前： 活动后：		
备注：			

		愉悦感	成就感
日期： 进行的活动：	活动前： 活动后：		
备注：			
日期： 进行的活动：	活动前： 活动后：		
备注：			

4.2 识别自己的"低自尊思维"

你可能会有疑问，这样逐步拓展自己的生活圈，重新从其他角度帮助自己获得更多价值感的方法真的有用吗？答案因人而异。这是因为，我们当前所能做到的是看到"问题是什么"，即情绪性饮食障碍人群因为自身过去的经历、生活环境的影响等导致自己评价自身价值感的思维被简单固化成"只有长相好、身材好才有价值，才会被大家接纳"这类的想法。自己的生活也因而被逐步局限在对自己身材进行非理性、不科学的管理上，让自身遭受了巨大的痛苦。这种自身价值感的评价方式往往和一个人本身的自尊水平是否健康相关。通过众多心理学的研究发现，低自尊心理和情绪性饮食障碍思维的发展有直接联系。

因而，如果你对仅仅从行为上拓展情绪性饮食障碍人群的生活圈，逐步培养他对自身的认同感和价值感这个方法有疑虑的话，你的担心并不是多余的。从表象上看，情绪性饮食障碍人群陷入通过评价自己掌控自身体重、进食能力来评价自身价值的循环之后，它的自动循环能力反而会让深陷其中的人不断被消耗，然后逐步丧失对自我的认同感，甚至会觉得失去了生存的意义。由此可以想见，在这个价值循环中，如果一个人本身自尊感就很低，那么更加会在这个表象上的循环再加码，也就是"低自尊的自己需要靠高颜值来拯救，一旦这个目标达不到，反而加深自己的低自尊感"。这种思维不仅会强化一个人的情绪性饮食障碍，并且当他决定开始恢复心理健康，对体重和进食心态进行调整的时候，它会是一个很大的阻碍。因此，我们这个小节针对低自尊心理——这个我们恢复心理健康的拦路虎——来讨论它是怎么回事以及我们要如何正确应对它。

4.2.1 "低自尊思维"的形成

人们常会听到身边的人或者自己说过一些对自身不满的话，类似"我怎么唱歌老跑调""我一上台讲话就双腿发抖""我朋友总是笑话我眼睛小，哎，怎么长的嘛"。这些话听上去是人们对自己某个方面不满意。不过，你有没有想过，如果一个人说出"我真是一个无可救药的人""我懦弱、无能，就是一个失败者"这样的话，它们所表现出来的就不再是对自己某方面不满意了，而是对自己作为一个整体的不认同。而且，如果这些话不是当你遇到很大的打击时，才冒出来的几句对自己表达失望的话，而是你经常都会这样想，也真实地认为自己就是一个毫无用处、没有价值的人的话，你需要考虑自己被更为严重的心理问题，即"核心低自尊心理"影响的可能。

核心低自尊心理是指对自己存在一种普遍性的负面看法，对自己的价值感产生负面评估倾向，并且会用一个总体负面的评价来描述自己的心理现象。

存在核心低自尊心理的人通常会用一种固化、概括和负面的方式看待自己。并且，这些想法会让自己深信不疑，认为"我就是这样的""这就是真实的我"。如果别人告诉他，其实他在某方面很出色或者认为他是很不错的一个人，他会完全不相信，会认为别人只是表面上的礼貌，抑或是别人并没有看到真实的自己，一旦真实自我被发现了，自己肯定还是会被大家厌恶的。

归根结底，存在核心低自尊心理的人出现了认知偏差。首先，他们常常会用"负面自我评估"来思考自己的一举一动。它表现在该人群会用自我责备或者自我挑剔的方式与自己对话。他对待自己的态度非常严苛，对自身的要求也很高，有时甚至会对自己提出不符合常理的高标准要求。一旦达不到就开始无情地攻击自己，而且这种攻击行为还会被自己合理化——谁让自己达不到标准呢？其结果就会有"我真是又笨又没用""我就是浪费资源的废物"这类的话从脑海中不断冒出来，令自己痛苦不堪。其次，这样的认知偏差也表现在对人、事、物的负面预期上，也就是不管怎样，总是会对事情的发展先做出最坏的判断。例如，"相亲对象可能会嫌弃我胖""我肯定得不到这次晋升，老板不会瞎了眼选我的"。要知道，这些负面预期很有可能根本不是事实，但是一旦这些预期的种子"种"在自己的脑海中，那么自己当然会对环境中的负面信号更为敏感。例如，相亲对象似乎的确对谈话提不起兴趣，或者老板开会没有叫自己参加等。这些负面信号反过来不断强化自己一开始的负面预期，这样整件事的"悲剧剧本"就基本上完成了，故事的发展也会遵循悲观的感受进行下去，哪怕最后的结果是出乎自己意料的（例如，相亲对象同意继续交往，老板最后决定提拔自己），也很难让总是悲观看待事情的人改变自己的想法（他会想"这人还没认识到真实的我"或者"老板是没人用了"）。因为，这些负面预期才符合他对生活感受的判断。

可想而知，这样的心理状态对一个人的生活会产生巨大的负面影响。因为，他不能将自己的能力发挥出来，他无法相信自己有能力。无论自己做出任何成就，他都会自动弱化自己在这个过程中的作用。他可能不敢去争取机会，因为他认为自己不配，甚至会不敢开始一项任务，因为他担心一旦任务完成，自己就"不可避免"地需要面对失败的结果。另外，他也可能是工作最拼的那个人，但其实，他拼是因为自己总感觉自己的存在没有任何价值，他只有不停地工作、创造价值才能觉得自己活着还算有点用。可是，这种认可是非常不稳定的，一旦停下来，就开始惶惶然，觉得自己会因为没用而被抛弃。

在亲密关系中，存在核心低自尊心理的人更是会屡屡品尝苦果。因为自己的自卑，在关系中他极易使用讨好的方式与对方建立关系。而这种性格又恰好容易吸引比较自恋的人格，因为低自尊的人会恰好为自恋者提供他们所需要的欣赏和服从等。但是这样一来，由于自恋者本身就可能用打压和贬低的方式来对待身边的人，好让自己感受良好，低自尊的人在与自恋者相处的过程中，就会受到更为严重的打击。如果运气比较好，和一个人格相对健康的人相恋，那么低自尊的人可能还是会表现出回避亲密关系、害怕建立更近一步和长久的关系。归根结底，这还是因为自己的"不配"心理在作怪。

4.2.1.1 过去的经历如何促使核心负面"低自尊思维"的产生？

接着，我们就来说说核心低自尊心理形成的一个最为重要的因素之一：人们所经历的负面体验建立起自己的核心低自尊的一砖一瓦的过程。人是体验型的生命体，我们对待人、事、物的看法完全取决于我们在与之互动的过程中所体验到的点点滴滴，以及这些或多或少的信息究竟给自己带来的体验是怎样的。通过这个过程，我们会形成对互动对象的感受和看法。与此同时，我们也通过互动对象对自己的反馈来形成自我认知。这个过程的进行，并不一定时时都在我们意识所能觉察到的范围中。也就是说，有大量的信息完全可以通过一种笼统的感觉、甚至一个个简短词或者字被自己记住，并且内化。一旦这种内化的过程完成，我们个人的认知世界就会有这些信息的一席之地，而它们也就开始对我们的思维、行为和感受发挥影响。

人们过去的体验，是属于自己一个人的历史。试想，如果你的历史通常由负面事件组成，你会不会更容易从中总结出带有负面倾向的关于自己或者他人的想法？如果这些想法不断冲击着自己的认知，那么它们就会形成具有决定性力量的个人对自身和世界的相关信念。接下来，我们就谈一谈怎样的负面经历会导致一个人形成各种负面的信念。

- 惩罚、忽视和虐待——可以说，这些是最严重的负面经历。总体来说，这样的体验会给一个人带来巨大的心理创伤。可是，由于这些情况往往发生在人们生命的早期阶段，在多数情况下，正处于孩童时期的人不能客观理解自己所经历的一切。因此，他们会极容易发展出针对自己和环境的负面想法。尤其是如果一个人被持续性地或者毫无征兆地惩罚过，他会产生对环境的不安全感，容易对事物产生过度反应。而当一个人被长期忽视，他会容易对自身产生负面感受或想法，因为在没有人和自己正确解释这些忽视行为的时候，人们往往会将罪责揽到自己身上。虐待则是综合了惩罚、忽视等负面体验的行为。可想而知，经受过虐待的人们心灵上的创伤自然也会更多、更深。还有一点，这些行为虽然常常发生在童年，但是这并不是说它们不会发生在成年人的世界里，或者成年人会对此免疫。相反，即便一个人童年没有经历这些不幸，只是在成年后被错误对待，他也可能会发展出针对自己的负面认知。

- 在家庭或者学校中被歧视——从小到大，人们会生活在各种或多或少与自己产生关系的人群环境中。家庭环境中的人和自己有血缘关系，一般来说，一个人会天然地对家庭成员有亲近感。学校环境中的人和自己没有血缘关系，大家只是因为共同的任务或者目标（如通过学习知识来提升自己的生存能力）来到这个场所，与老师、同学打交道。然而，无论在家庭里还是在学校里，谁都不能保证这个环境的氛围是积极的，是对自己全然接纳和友善的。当自己感觉到不被接纳，被指责挑剔、区别对待的时候，就会产生为什么会这样的疑问。尤其是如果家人拿自己和其他兄弟姐妹或者别人家的孩子进行比较，学校的老师或者同学取笑或者霸凌自己，都可能让一个人产生"我不好、我不配、我比不上别人"等负面想法。

- 总是达不到家长的要求——如果你的家里有"不能让孩子'翘尾巴'"教育方式的笃信者，那么他很可能会对你释放出"他对你永远不满意，你所做的永远不够好"这样的信息。无论你做什么，他总是会关注到你还没有做到的那个细节，会说如果把"那里"完成了就完美了。这样的打击式教育给孩子心里带来的核心信念就是"你永远都不够好"。孩子在缺乏鼓励、支持和认可的环境中成长，又怎能在成年后成为内心强大、自信的人呢？

- 无法企及同伴的标准——在集体中生活，竞争的出现无可避免。一个人在同辈人中"与大家相比，我是怎样的水平"的感受会深刻影响到他怎样看待自己。而且，在童年到青少年时期的心理转化过程中，其他人尤其是同龄人对自己的评判会对一个人的自我认知产生更为巨大的影响。这个时期的孩子又容易注意到比较表象的一切，如外貌、社会热点中的偶像明星等，因此，如果自己被同龄人嘲笑长得不好看，或者认为自己比不上大家，甚至产生渴望能像明星一样耀眼的想法等，都会让他陷入对自己不满意、不认同的心理陷阱中。

- 家庭的社会经济地位——关于社会经济地位对一个人的综合影响，许多心理学研究者都很感兴趣。这是因为，我们怎样看待自己与自己所从属的社会团体有很大关系，家庭就是与一个人关联最直接的社会团体。研究发现，如果一个人的家庭在社会环境中属于收入低且资源少的情况，那么他常常会被不公平地对待，也更容易让家庭成员产生低自尊心理。

- 缺乏正面积极的生活体验——对许多生活在中国的孩子来说，他们还需要面对的一个挑战就是自己的父母（这些父母大多数是 20 世纪七八十年代出生的）无法给予自己更多精神上的关爱，多数只会从物质条件方面满足自己。出现这种现象是有原因的，因为出生于 20 世纪七八十年代的一辈人，他们的父母中大多数仅能够满足孩子生存的基本需求，有的甚至还满足不了孩子的生活需要，需要孩子早早地就自力更生。在这样的大环境下，20 世纪 90 年代以后的孩子得不到或者是感受不到父母的关注，缺乏来自父母的认同和鼓励，更是很少得到父母充满感情的关爱等现象就会导致孩子的基本情感需求很难被满足。而这些缺乏积极情感体验的现象所导致的后果就是会影响孩子自尊水平的发展。

- 成长后期的体验——最后，一个人早期生活中所经历的压力与不幸并非是低自尊心理的唯一来源，人们在长大成人后的负面体验也可能将他推入低自尊心理的陷阱中。比如，刚毕业参加工作的大学生在工作单位被领导打压、被同事排挤，也一样可能会让他对自己产生怀疑，认为是自己的原因导致大家不接受自己。又或者，一个人因为时运不济等一些客观环境因素，导致长期收入不稳定，入不敷出，也会让他怀疑自身的能力。还有，如果一个人在成年时期经历过重大创伤性事件，也可能会诱发其产生负面的自我认知。综合来看，我们不能偏激地认为成年人的心理就已经发展得很成熟了，可以抵挡任何打击，事实上，无论年龄多大，人们的心理承受力都有限度，所以在成长后期遭遇众多负面事件的时候，也当然有可能发展出低自尊心理。

以上谈到的这些负面经历都会或多或少地影响人们如何看待自己。有的经历会导致一个人在某个方面对自己缺乏信心，比如，失败的公众演讲体验会让自己认为"我口才很差，太内向"；而有的时候，人们也可能泛化这些不良体验，对自身的整体价值感产生负面评估和看法，这就是低自尊心理的由来。

4.2.1.2 过去的事情为什么不能留在过去，还会影响到今天的自己——认识核心负面认知

你可能会好奇：这些大多数发生在过去的事情，真的需要为自己今天的种种不幸"背锅"吗？作为成年人，无论童年生活中的经历再怎么不幸，后来自己不是也过上不一样的生活了吗？难道说即便环境改变了，自己依然会停留在过去？这些质疑听上去很有道理，而且我相信，你可能也曾经被自己的家人、朋友说过"不要总怨怼过去的事情，你不是长大成人了吗？要学会对自己负责"这类的话。其实，这些话确实有一定的道理，个体心理学奠基人阿德勒

博士对人们大脑的发展性做出很积极的判断，他认为，人们的大脑是具有"弹性成长能力"的。也就是说，人们不会仅仅被单一的体验塑造成某种固定的模式。但是，我们也不能磨灭过去的经历影响大脑塑造的巨大能量！这就好比说，一株幼年的树苗经历了各种风霜雨雪、虫害侵袭等，虽然它在成长，不过它可能不得不用一些特殊的方式来适应这些侵害。例如，一棵长在巨石缝隙中的松树，它的根基就不得不顺应着巨石的脉络生长，一开始生长出来的树干可能也是弯曲的。所以，即便这棵树后来突破巨石的压制，让自己的枝干挺拔地朝向天空生长，获得更多阳光，它的根基部位因为适应环境而长成的样子，也不会因为后面环境的改变而改变，而是会成为整棵松树重要的一部分，依然以自己的方式为树枝输送生命所需要的营养。

我们的大脑对经历过的事情也会做出类似的反应，只不过当后来环境改变，之前形成的应对模式对人们后来成长的影响会更加深远。具体来说，童年遭遇的不幸，或者被他人有意无意伤害的回忆，会让大脑产生特定的反应来应对那些压力。这些特定的反应就是我们提到的指导自己行为的各种观念模式，而这些观念模式的背后则是我们对各种经历、体验总结出来的核心认知。

我们已经知道，由核心认知发展出来的观念模式有它自身的利和弊，在某些时候，因适应环境而发展出来的想法和行为可能会对那时的环境有一定用处。例如，一个人在被霸凌、欺负的环境中养成谨小慎微、对人不敢轻易信任的习惯，他可能会在内心深处形成"世界是危险的，人们的本性很残忍"等这样的核心负面认知，这对他在恶劣环境中对自己进行一定程度的保护是有帮助的，因为他知道不能轻易打开自己的心扉，给别人机会来伤害自己。但是等到环境改变了，这些自我保护的观念模式和它背后的核心认知却很难随着环境的改变而马上发生变化，甚至有的核心认知会固执地存在，难以撼动。这是因为之前那些负面体验在大脑中塑造出来的核心认知为一个人构建出了认识这个世界、认识自己的方式，对他来说，这些核心认知就是他所理解的关于这个世界的真相，无论这个真相听上去好还是不好，没有它们，一个人会失去行事的方向，变得无所适从。

因而，当一个人从小被身边人挑剔、厌弃，从而得出"我很蠢，因为我不好，所以身边没有人喜欢我"这样的结论之后，他的行为举止就会被这样的想法左右，如他会不敢接近他人，怕被别人嫌弃或者抛弃；抑或是他会极力讨好别人以换取他人对自己的些许友善，但是在自己的内心深处，却依然不敢相信别人会喜欢自己；还有的人会对他人产生敌意，因为他知道无论怎样，别人都不会真心对自己好，这导致他对外和对内都充满负面感受。这样的想法不会因为长大成人后身边环境的改善而自行改变，恰好相反，当环境中出现和自己童年体验不同的事情时，被负面核心认知影响的人常常会忽略它，或者将它合理化成一个意外现象、一件和自己无关的事情。例如，一个深信自己没用、没能力的人某天得到领导的表扬，就会认为领导今天心情好，不想发火，而不是因为自己在工作中体现出了自身的能力。这些表现就是核心负面认知在起作用。一旦它存在于一个人的脑海深处，就会变成我们如何看待和评估自己的依据，它会告诉你，"你就是这样的一个人。"

4.2.1.3　核心负面认知的保护伞——你头脑当中的命令和假设

显而易见的是，当一个人被自己的核心负面认知折磨和打击的时候，自然会感觉非常糟糕。此时，人们的生存本能会发展出一些自认为有用的应对方式。这就是人们在头脑中给自己下达的命令，或者对事物进行了假设。它们的出现是为了在令自己深感痛苦的核心负面认知和自己的思想感受之间建立起保护带，帮助自己不必总是时刻面对"我不好""我没有用""我不被爱"这些痛苦无比的信念。

我们来举例说明这些命令和假设都包括哪些内容。

比如一个女孩儿内心深处相信自己不被人喜欢，她可能会给自己下达下面这样的命令：

- "我一定要做事尽善尽美，让别人挑不出毛病。"
- "我不能不注意形象，一定要光鲜亮丽地出场。"
- "我不能变成胖子，我的体重一定要保持在40千克以下。"

或者，她也可能有下面一些假设性的想法：

- "我主动邀请别人会失败的，还是不要自不量力了。"
- "别人懂的一定比我多。"
- "他会觉得瘦的姑娘更可爱。"

有的时候，她的想法包含着命令和假设，在它们的双重作用下，她更是小心翼翼保护着，避免接触到已经损伤的自尊：

- "我做的每一件事都必须成功，如果我不能办成事，别人就会认为我没有能力，会更加不喜欢我。"
- "我周围的人都比我自己懂得更多，比我更优秀，我必须把自己打造成精英的形象，才能被人看得起。"
- "我喜欢的人肯定喜欢身材苗条的女孩子，我一定要把体重减到40千克以下，这样看起来才会苗条可爱。"

这些命令和假设会指导她每天的行为，为她编织生活的舒适圈。她可能总是下意识地竭尽全力把工作做到完美，即便别人说她已经做得很好了，她还是会对自己的表现不满意。她也可能会回避和他人建立关系，即使别人对她展示善意，不断邀约，她也会寻找各种理由推脱。或者，她会去自动讨好别人，压抑甚至忽视自己的感受，仅仅为了从讨好的人那里获得认可。她会避免让自己接受新的挑战，只生活在自己熟悉的环境或者人际圈子里，哪怕感觉到无聊，也不愿意冒险做出新尝试。她也可能会使用不健康、不科学的方法控制饮食，过度锻炼……这样的例子还有很多。

不过在本质上，在这些命令和假设影响下发生的所有行为都是为了保护自己受损的自尊。我们可以想象，当一个人因为对自己的形象不够满意而产生自卑心理，从而发展出来一系列提升自己外在形象的命令和假设时，他的生活当然就会被与维护自己形象有关的想法控制和限制。例如，控制不住地监测自己的体重，采用各种方式限制自己进食，等等。这些做法会让人感受到短暂的放松，认为自己在做对提升自尊有用的努力。

然而残酷的事实是，每做一次这些行为都必须要得到令自己安心的结果：监测体重的时候，体重秤上的数字只能等于，最好是低于上一次的数字；限制自己吃东西的时候，每一次都能抵抗身体对食物的本能欲求，能成功不吃；等等。如果将引发低自尊的原因范围扩大到那些要求自身各方面都完美的人身上，这样的命令和假设就会强大到不可思议的地步。比如，一个要求自己只能成为顶尖学生的孩子，就可能会在保持第一名的路上无法自拔，从而发展到任何与学业方面的竞争有关的事情，都要求自己必须拔得头筹。只有这样，自己的自尊才能得以维持。

但是，用这些命令和假设来保护已经受损的自尊的最大一个弊端是，你会让自己成为这些命令和假设控制的对象！被它们控制的结果就是，自己在不断取得这些行为背后的结果的路上疲于奔命，每时每刻都生活在巨大的压力下，甚至对这样的压力习以为常、把它合理化。要知道，压力对人的身心健康并非没有伤害。众多医学和心理学方面的研究都支持一个观点：适度的压力可以激发人们专注去做事情的动力，可是长期、巨大的精神压力不仅不会帮助一个人更好地完成任务，反而会导致其陷入焦虑、抑郁，限制其自身的免疫功能，从而导致各种生理疾病和心理疾病。与此同时，我们不得不考虑，这样的命令和假设本身就存在极大的与现实脱节的特征。例如，让自己在每一次和学业相关的竞争中都取得第一名本身就具备极大的风险。那么，一旦命令被打破，或者假设被证实并不合理的时候，自己还是要面对一直在回避的有关自身自尊受损的问题，要面对痛苦。

这样看来，被命令和假设控制的自己只是在折磨自己产生低自尊心理，只是不断用行动维持表面上"一切都好，我很好"的假象。而自己内心对自身的负面想法一直都没有被面对和处理。因为一切的出发点都是"我不好、我不配、我不值得被爱"或者"我是不是不够好、是不是不够聪明可爱"等对自己的负面认识或者质疑。这也是为什么从心理学的角度来看，在由此衍生出来的命令和假设下一个人的行为在事实上对自身的健康成长是没有积极帮助的。如果你的初心是相信自己只有每次都取得第一名才能证明自己的能力，那么你其实并不相信自己真正的实力。一旦没有得到相应的名次，就会认为自己什么都不是。我们用下面的图把这一小节的内容总结出来。

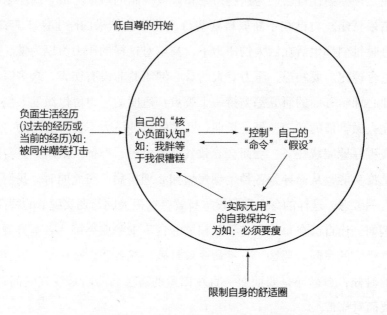

4.2.1.4　识别你头脑中对自己无用的命令和假设

现在让我们一起学习识别自己头脑中对自己没有任何积极帮助的命令和假设。这需要我们同自己的内心坦诚对话。我们来问自己下面的几个问题：

- 在我的社会角色里（如学生、公司职员、公司领导、母亲、父亲等），我期待自己做到怎样的水平？
- 我为自己制定了哪些要求？
- 我可以接受自己做什么，不能接受自己做什么？
- 我希望自己在社交的时候表现得怎样？
- 我希望自己的身材、体重达到什么标准？
- 我对自己的进食习惯有哪些要求？

我邀请你把以上问题的答案写下来。如果我们只是在头脑中思考这些答案，它们很有可能不那么清晰。写下来之后，我们再对比下面的表格对自己的答案进行分析和评估。

命令和假设可能会有以下内容

"我必须/应该/不得不总是做……，要不然就会……"	我必须每次考试都名列前茅；必须在下午5点以后不吃任何东西，要不然就会无法控制地长胖
"我必须/永远不能做……"	我永远不能让别人看到我脆弱的一面
"假如……，就会……"	假如我没有苗条好看的身材，就会被公司里的女性嘲笑，男性也会觉得我很不起眼、很可怜
"如果我不会/不能……，就会……"	如果我不会做这个PPT，老板会认为我一点用都没有

现在让我们来看看你的答案，对比之后，有哪些看起来很像上面表格里的内容？如果有，它们很可能就是在控制着自己且对自身的健康成长并没有积极帮助的命令或者假设。我们需要把它们识别出来，为今后的调整做准备。

4.2.1.5 识别你头脑中的核心负面认知

我们已经知道，命令和假设都是为了保护自己已经存在的、针对自我的核心负面认知。那么接下来，我们就一起再往前迈一步：找出自己的核心负面认知。

这个过程其实并不容易，因为人们有回避痛苦的本能。我们要做的这件事，事实上需要很大的勇气和决心。但是，如果你感觉在面对自己的核心负面认知的过程中心理受到的压力过大，感受到的痛苦太过强烈，那么还是不要一个人来面对这个过程。我衷心建议你可以试试和专业的心理治疗师或者咨询师一起走过这段艰苦而又意义重大的人生之旅。

如果你决定自己试试看，那么你要记得，核心负面认知具有负面性、广泛性、概括性等特点。像"我总是什么事都做不好，我真没用"这样的话就呈现出了以上特点。而且我们已经了解到，这些想法与自己过去所经历的一些负面体验有关。我们可以从梳理自己过去的人生经历开始，找到这些伤害自己的对自身的负面认知。

过去的负面人生经历：

1. _____
_____，
_____
_____。

2. _____
_____，
_____
_____。

请思考一下，这些经历是否让你产生"我在某些方面不好"这样的疑问？你由此可以得出哪些关于自己的结论？

_____
_____，
_____
_____。

负面的自我评估：

除了由负面经历总结出来的负面结论之外，负面的自我评估可能存在于生活的各个方面。它可能是由过去不好的经历内化后产生的各种不良感受。它常常会以自我指责、挑剔，或者是给自己贴上一个负面标签等的形式出现，比如"我怎么这么笨呢""我就是一个啃老族"。请在思考后，把负面自我评估的内容写下来。

1. _____

_____，

_____

_____。

2. _____

_____，

_____

_____。

　　通过上面的练习，你找到自己的核心负面认知了吗？你在内心深处认为自己究竟是一个怎样的人？

_____

_____，

_____

_____。

4.2.2　调整低自尊思维

　　如果你得出的有关自己的结论是：我就是一个极为糟糕、毫无价值的人。可以想见，你恐怕根本不愿意面对自己。一开始听到这句话，很多人认为这似乎并不会真的影响自己，毕竟讨厌自己的人多了，自己不还是要一天天过日子吗？其实不然，对自己产生小小的讨厌，人们可能会用转移注意力的方法回避令自己不舒服的感受。可是，如果一个人对自己产生了极端厌恶的心理，并且长期存在这样的心理，那么它对这个人的影响会远远超过他自己的想象。举个例子，你就明白厌恶自己的危害到底有多大了。

设想一下，如果你在生活里遇到了一个让你厌恶无比的人，一般情况下，你会做出怎样的反应呢？会不会躲着他，或者一同他打交道就会有很多负面情绪涌上来，甚至还控制不住地想和他发生冲突，更有可能会诅咒他出什么事情，如果消失掉就好了。这些想法和行为都是因为这个人激发出了自己内心深处的厌恶情绪。厌恶情绪的作用就是让人们远离令自己感到恶心或者讨厌的一切事物。如果这个令自己厌恶的对象在外部环境中，对厌恶所引发的种种后果我们至少还可以做出相应的反应。可是如果这个令自己厌恶的对象就是自身，那怎么办呢？一个人对自己厌恶到了极致，唯一可以做的就是毁掉自己，结束自己的生命。但是，在事情发展到最坏的情形以前，人们还是会因为对自身的无比厌恶，每天都过着很痛苦的日子，挑剔自己、指责自己，让自己无法享受生命，直到再也受不了自己的那一天。这就是自我厌恶对一个人最直接的负面影响。因此，我们需要努力帮助自身改变低自尊思维。

4.2.2.1　怎样建立新规则？

虽然改变已经植根于自己内心的对自我的负面看法很困难，不过心理学研究证实，以认知行为疗法为理论基础的心理调整方法对改变一个人的低自尊思维有很好的效果。调整的核心就在于我们需要去改变自己习以为常的各种命令和假设。我们可以一步步地用认知行为疗法提供的工具帮助自己挑战那些不断把自己拽进低自尊思维中的想法。在介绍这个工具之前，我们先来谈谈怎样正确使用它。以下是9个使用调整低自尊思维工具的指导条件。满足了这9个条件，工具的潜力就能更大地发挥出来：

（1）首先识别出你希望挑战的命令和假设。

（2）接着思考清楚这个命令或者假设正在如何影响你的生活？

例如，它怎样影响你的人际关系、学业、工作表现、社交行为以及休闲娱乐？这一步很重要，因为当你认真看待它对自己的影响后，你在调整低自尊思维的过程中才能更真切地观察到自己的改变。

（3）思考这个命令或者假设通常在什么情况下会被触发？当它被触发时，你感受到了什么？你一般会做什么？

（4）思考这个命令或者假设是怎样形成的？这个问题是希望自己在审视这个命令或者假设的来源时，能意识到自己人生发生的变化。如果它们是自己过去成长环境中发生的事件，可能在那时对自己有帮助，但是时至今日，我们需要重新评估这个命令或者假设，看它对自己是否依然有实际用处？即便有用，它给自己带来的局限又是什么？

（5）接着第（4）条，我们想想看，虽然这些命令或者假设长期来看对自己的帮助不大，甚至会产生很多弊端，但是也可能会在当下给自己带来一定的好处。所以，你可以试着把它带来的所有好处罗列下来。

（6）现在我们来想想看，如果自己持续使用这个命令或者假设，它给自己带来的不利条件都有什么呢？

（7）接着再思考一下，这个命令或者假设是否有不合理的地方？我们已经知道，通常情况下，这些命令和假设是很死板的，不具备灵活应对生活的能力。当一个人被这些固执且严格的命令或者假设限制的时候，他很难看到世界的真实面貌，也常常会由此对事物做出错误的判断。

（8）现在我们再重新规划一下，如果设计一个新的更为平衡的规则，这个新规则需要更贴近自己的实际生活、更灵活，也能够对自己产生实实在在的帮助。新规则可能会使用"有时候，我倾向于……""如果……，就更好"这样的表达语句。同时，你会发现新的规则可能更详细，而不是简单粗暴地对自己下达命令。如果你一开始设计它时很难顺手也没有关系。这本来就是一个循序渐进、不断练习的过程。

（9）最后，你需要考虑怎样把新规则实践到你的生活中去。这个过程很可能是痛苦而又备受折磨的，因为过去的命令或者假设已经成为自己熟悉的、下意识的一部分，践行新的规则就容易和旧习惯起冲突。这些都很正常，我们需要做的就是保持觉察，在能够让新规则展示身手的时候就去做，不断练习、熟悉它，逐步帮助它替代过去的旧方式。

认知行为调整：调整自己的命令或者假设

我想改变的命令或者假设
它如何影响我的生活？
我怎样知道它被触发了？

这个命令或者假设从何而来？	
这个命令或者假设的不合理处在哪里？	
它的优势	它的弊端
新的更为平衡和灵活的规则可以是：	
我需要怎样把新规则应用到我的生活中去？	

下面我用一个和情绪性饮食障碍相关的例子来说明如何使用这个表格。

认知行为调整：调整自己的命令或者假设（示例）

我想改变的命令或者假设 我需要不计任何代价地保持自己纤细的身材，不然我就交不到任何朋友。
它如何影响我的生活？ 为了保持纤细的身材，我每天都生活在极大的压力下。 用极端的方法来减重，这让我很不舒服。 我总是在担心自己的体重会反弹。 我开始讨厌照镜子，甚至开始讨厌自己。
我怎样知道它被触发了？ 吃东西已经无法让我开心，我总是带着负疚感在吃饭。 我对体重过度紧张，总是计算卡路里。 我会用泻药帮助自己排泄掉刚刚吃下的东西。
这个命令或者假设从何而来？ 我被同学嘲笑脸大，长得太"富态"。 我的家人也不断向我灌输胖胖的样子会被别人认为蠢的想法。
这个命令或者假设的不合理处在哪里？ 不合理的是我为了减重不计代价。它在控制我的生活，让我不能健康地面对自己的人际关系。它让我无法喜欢上自己，让我总是生活在担忧和害怕当中。同时，我所采用的极端减重方式也让我意识到，它最终会毁掉我的健康。

它的优势	它的弊端
这个命令让我对体重的控制异常重视。它让我认真对待自己的外表，不会不修边幅。而且，我瘦下来后的确有不少人夸我漂亮。	它给我带来的压力太大啦！我失去了许多生活的乐趣。我越来越不敢和别人打交道，我的生活圈子越来越小。

新的更为平衡和灵活的规则可以是：

我依然希望自己是一个苗条的姑娘，但是我可以通过更为健康的方式达到这个目标。我意识到自己不计代价让自己变瘦的方法已经让我失去和朋友建立关系的能力，这与我想交朋友的初衷相背离，我需要重新考虑交什么样的朋友对我更有帮助。

我需要怎样把新规则应用到我的生活中去？

我需要停止使用泻药，和营养师谈谈，让他帮助我设计健康有效的减重计划。我可以开始进行健身方面的尝试，可以和自己真正的朋友谈谈内心的担心，听听他们对我身材和体重的想法究竟是不是我猜测的那样？

4.2.2.2 调整核心负面认知

当你开始熟悉并且能更顺利地使用上文提供的命令或者假设的调整工具后，就可以开始直面最困扰自己、导致自己产生低自尊思维的最大障碍——核心负面认知了。在本章前面的部分，我已经介绍过如何将核心负面认知识别出来，你可以回到本章前面的小节中，将自己写下来的和自身相关的核心负面认知重温一遍，选择一个自己希望调整的核心负面认知，开始自己的改变之旅。

需要提醒大家的是，在选择改变哪个核心负面认知的过程中，我们可以遵循三个原则：第一，从最容易进行改变的认知内容入手，从易到难，因为人们比较容易因为获得进步而继续坚持；第二，从对自己生活影响最大的认知内容入手，因为一旦开始改变，人们容易看到改变所带来的生活里的积极变化，也更容易鼓励自己坚持下去；第三，从自己认为最重要的认知内容入手，因为当一个人对改变一件事有更多投入的时候，改变的成功概率也会增加，而一个人认为要改变的事重不重要则是他能不能投入的重要依据。

无论怎样选择，你要知道我们需要一步步地开始改变，不要一开始就给自己定下难以企及的目标，否则容易打击自己坚持下去的勇气。同时，你也要调整好对自己的期待。要撼动核心负面认知是一个艰难的过程，这个过程很可能比调整自己的命令或者假设要困难得多，也可能会让你感觉自己进步了一步又退回三步，这些感受很常见。要知道，你正在做的努力事实上是让自己重新"活"一遍，打破过去的自我对自己的束缚，建立全新的秩序。从某种意义上说，这是一种让自己的人生拥有另外一种可能的尝试，自然不是一件容易的事。

下面我就把调整核心负面认知的步骤介绍给大家，在这之后，我也会同样为你提供一个认知行为调整工具表，帮助你开始有条理地改变：

（1）选择一个你希望改变的核心负面认知。你可以用前面提到的原则来帮助自己选择，不过，要记得从一个认知开始——哪怕你写下来很多希望改变的认知，也只能从一个开始。将它写下来，记录一下自己对它有多相信、在何时你可能会对它产生怀疑以及它给你带来的感受。

（2）接着，我们思考一个可以替代它的更为平衡的针对自己的想法。这个想法的特点是更积极、更符合客观实际情况。它不是单纯对过去的负面认知进行否定，因为我们需要让自己习惯承认自己是怎样的人，而不仅仅是我不是什么样子的人。比如，如果你过去一直认为自己长相丑，那么替代的想法不是"我不丑"，而是"我的长相可能属于中等水平，不过我也有一些个人特点，如经常有人夸我的手长得很好看"。这样的想法更为具体、客观，也更容易被自己的内心接受。

同时，你也要注意不要让自己掉入完美主义的陷阱。当你选择一个替代想法的时候，不必要求自己必须100%完成才能对自己说"我认同自己"，因为100%地完成一个目标的确很少见，所以我们不应该抹杀自己在这个过程中所体现出来的能力和努力。如果你过去的负面认知是"我就是一个没用的笨蛋",那么替代的想法可以是"我在某些方面体现出了超过许多同伴的能力,但是我在另外的一些地方是需要同伴帮助的,这让我意识到自己不是无所不能的,我可以在同别人合作的过程中深入学习,提高自己的能力"。

当你把新想法写出来后,请自己评估一下,你对新想法有多相信?你最相信这个想法的时候能达到什么水平?如果你不是那么相信它,又可以达到什么水平?记录下来这个想法给你带来的感受。

(3)新想法还不足以让自己形成稳定的自我认知,这很正常。接下来,我们需要做的是验证你对旧想法确信的证据。把你认为的针对自己负面自我认知的证据都罗列出来。

这些证据如果不去验证,你的大脑会一直把它们当作事实来看待。所以,我们需要验证你写下来的证据。这个过程就好比你在扮演律师为自己的利益发声。过去,法官在不认真考量证据合理性、正当性的情况下就给你定下罪名,现在你拥有自己的律师帮助你重新分析这些想法是否让你蒙受了不白之冤。律师会检验你写下来的证据是否有其他合理的解释方法,比如,你认为自己一直被妈妈指责又蠢又笨,说明自己真的不聪明。律师会问,你的妈妈是否是验证一个人智商的专家呢?如果她不是,为什么她说的话你要把它当作事实来听?

(4)然后,我们开始寻找新的证据来支持你的新想法。这个过程由两个部分组成:一是让自己更善于发现证据,并据此支持自己的新想法;二是鼓励自己通过行为实验积极验证自己的新想法,为它创造证据。

搜寻证据:在讨论观念模式的时候曾提到过,一旦一种观念模式形成固定的想法,我们的大脑就会选择性地按照自己认定的想法去搜集信息，而这些信息反过来又会更加印证自己的想法，如此形成负面信息的循环和固化。因此，当我们建立新想法时，也需要利用大脑的这个选择性吸取信息的功能，有意识地帮助自己寻找可以支持新想法的证据。但是在这个过程中，大脑很可能不由自主地还是会优先搜寻过去想法的证据，我们允许它发生，不必为此懊恼，要更为耐心地觉察它，但是同时也让自己去搜寻支持新想法的证据。这个阶段，就好比你的身体里有两个律师分别为过去的想法和新想法进行辩护。要知道，好的律师会耐心等待对方律师提供证据，而不是与对方争吵不休。相信你的律师能够帮助你客观地分析证据，用专业温和的态度将有利于新想法的证据呈现给公平的法官。

行为实验：纸上谈兵总是缺乏说服力，所以积极鼓励自己用行为来验证新想法就极为重要。同时我们必须承认，做出新尝试本身需要极大的勇气。在感觉困难的时候可以问问自己，一个相信新想法的人会怎样生活呢？他可能会怎样度过每一天呢？

总之，当你决定积极地用行为实验来帮助自己巩固新想法的时候，下面的建议可能会给你一些帮助：

- 尽可能尝试去行动，而不是用回避来解决问题。
- 无论怎样，去面对。
- 记录自己的成绩，哪怕是非常微小的变化。
- 做一个生活的参与者。
- 尝试着表达自己的坚定。
- 对自己好一些，关怀自己，做让自己开心的事。

（5）评估你的信念。当你完成以上所有的步骤后，我们需要再次评估自己的想法。此时，你可以再次回顾并且评估自己过去的想法——核心负面认知，同时评估自己对新想法的看法和感受。一步步地，你会看到自己想法的改变。

认知行为调整：调整你的核心负面认知

我希望调整的核心负面认知	
我有多相信它（0~100%） 现在：　　　　最相信时： 最不相信时：	我的感受：
新的更平衡的想法	
我有多相信它（0~100%） 现在：　　　　最相信时： 最不相信时：	我的感受：
旧的核心负面认知	
支持它的证据	其他可以解释这个证据的说法
新的平衡自我认知	
支持它的证据（过去或者现在有的 都可以写下来）	新的证据
新的行为实验（可以支持自己新想法的）	
现在有多相信以下的想法（0~100%）	
旧的负面自我认知	新的平衡自我认知

同样的，我还是用一个与调整情绪性饮食障碍有关的核心负面
认知为例来说明如何使用这个表格。

认知行为调整：调整你的核心负面认知（示例）

我希望调整的核心负面认知	
我是一个不可爱的人。	
我有多相信它（0~100%） 现在：　　　最相信时：　　　最不相信时： 80%　　　　95%　　　　50%	我的感受： 悲伤、恐惧、焦虑、抑郁
新的更平衡的想法	
不是所有的人都喜欢我、爱我，但是一些对我很重要的人是爱我的	
我有多相信它（0~100%） 现在：　　　最相信时：　　　最不相信时： 30%　　　　75%　　　　5%	我的感受： 平静一些、难过、感恩
旧的核心负面认知	
支持它的证据 同学们嘲笑我。 妈妈总是挑剔我。 我很难交到新朋友	其他可以解释这个证据的说法 那时大家都不成熟，他们不知道怎样尊重人。 妈妈有控制欲，希望我什么都听她的。 我的性格变得退缩内向，会影响交友
新的平衡自我认知	
支持它的证据（过去或者现在有的都可以写下来） 还有部分学生时期的朋友一直联系我。 妈妈为我卖掉房子、供我出国读书。 在新的公司，有几个同事对我很友善	新的证据 我主动和同事沟通时，他们会更积极地回应。 我报名参加公司的野游活动，可以观察一下过程。 我打算和妈妈好好谈谈她对我的期待，虽然不一定能有什么改变，不过我想表达自己

新的行为实验（可以支持自己的新想法）
我主动和跨部门的同事打招呼，现在他们每次都会和我说说话。 我和妈妈坦诚沟通过，告诉她我被她挑剔之后的感受，妈妈似乎不理解我为什么受到那么大的影响，不过她说自己会收敛些，但是她也告诉我可能不一定能改掉老习惯。我感觉自己可以更坚定、更直接地表达。 我计划和过去的同学多见见面，联络感情

现在有多相信以下的想法（0~100%）	
旧的负面自我认知 35%	新的平衡自我认知 45%

4.2.2.3 重复练习，直到重塑自我

上述所有工具如果坚持使用可以帮助自己建立新的、更为灵活也更能适应自己现实生活的思维模式。不过我们也需要了解一点，成长的道路不会一帆风顺。正如下面这幅漫画所表达出来的一样，理想的成长路径和现实的路径往往并不相同。在成长的过程中，我们不仅要面对各种障碍和挑战，也会看到自己的状态有所反复，这些都是人生更为真实的一面。

要彻底改变影响自己的那些命令、假设，甚至核心负面认知是一项艰巨的任务。它需要我们拥有耐心和毅力，在练习新的思维和行为习惯时多重复、多反思，并且通过从中获得的经验来完善自己的新习惯。它需要我们坚持不懈地训练自己的注意力，让自己的大脑从只能关注到那些负面信息的枷锁中解放出来，帮助自己平衡地关注到自身和环境中积极的地方，重新训练自己的大脑。它需要我们不断发展自己的批判性思维，不会仅看到一个角度就让自己对其轻信。它更需要我们鼓励自己尝试新的行为，并且通过这些尝试来拓展对这个世界的认知。

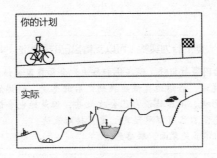

我们知道，这个过程需要我们长期的努力。所以，一定不要因为自己进展缓慢就指责自己、轻易放弃。要知道，所有你已经习得的旧想法和习惯都如影随形地陪伴自己很久了。甚至我们已经了解到，它们的存在会让自己感觉到某种熟悉的确定感，给自己带来安全感，所以说让自己突然之间脱胎换骨是无法达成的。但是，如果我们不放弃练习新的思维和行为习惯，它们就会在潜移默化中逐渐替代旧习惯，甚至在你完全没有注意到的时候，会猛然发现自己好像很久没用旧的思维模式来看待、分析问题了。此时，你会感到自己的自尊水平更为稳定，你可能也会发现，你对自己的看法变得更为积极了。

我再以情绪性饮食障碍的场景为例，用下图帮助我们梳理改变的过程，也衷心希望你的改变之路能够一步一个脚印，走得无怨无悔。

4.2.3　认识自己的优点

在帮助自己改变旧习惯的过程中，最为重要和可贵的一个新能力增长点就是训练我们认识自身优点的能力。可能很多人还没有意识到，一个被核心负面认知挟持的大脑自动屏蔽欣赏或者肯定自己优势的能力有多么顽固和强大！如果你不相信，可以尝试用下面的测试来评估一下自己是否在认识自身优势方面存在障碍。

过去糟糕的生活经历：

· 被家人调侃自己的长相、身材，以及和别人家里的孩子进行比较。
· 被学校的同学欺负、嘲笑。
· 成年后亲密关系中受挫，怀疑自己的外表。

旧的负面核心自我认知：

· "我又蠢又丑又没用。"

替代方式：

新的更平衡的自我认知：

· "小时候的遭遇不代表我很差，我遇到的人们有他们的局限。我的长相可能不出众，但是我有自己的特点，也有很多人喜欢我。我可以用健康的方式减掉一些体重，这样会让我更健康，精神状态更好一些。"

实际无用的命令或假设：

· "我必须把自己体重控制在44公斤以内。"

替代方式：

调整后的命令：

· "如果我通过健康管理帮助自己获取需要的热量，我可以让自己不过度摄入食物，能更好维护好我的健康体重。"

实际无用的行为：

节食—暴饮暴食—催吐

替代方式：

真正有帮助的行为：

· 在营养师的指导下制订健康饮食计划。
· 适合自身条件的适度锻炼。

【思考练习】

请大家花5分钟时间回答下面几个问题，描述一下你会如何形容自己，并把答案写下来。

· 你用哪些词汇来描述自己？
· 你描述的自己总体来看是积极的、消极的还是客观平衡的？
· 你如何评价自己的价值？
· 这个价值看起来是积极的、消极的还是平衡的？

现在，看一下你刚刚写下来的内容，主要关注以下几点。

如果你的答案中负面内容居多，正面表述很少，那么说明你的大脑首先想到的是指责自己的内容。就像当我们对一个人存在先入为主的负面想法或者感受时，大脑会自动产生与这些负面想法和感受相匹配的负面情绪（如讨厌、烦躁）。如果一个人对自己的看法是负面的，他也同样会对自己产生负面情绪。这些负面想法和情绪会同时在大脑中屏蔽与积极想法相关的信息，让已经存在的负面想法不断被强化甚至固化。潜移默化之中，你会发现，一旦自己对一个人或者自身的看法是负面的，那么这个观点就很难被摆脱。正因如此，我们需要重新训练自己注意到自身优点的能力。

首先让我们来制作一个自己的优点列表。在这个过程中，我们需要克服的最大阻力就是自我质疑——因为你的大脑不相信自己还有优点。有质疑没关系，我们先把它留在心里，鼓励自己的大脑将你认为自己可能存在的优良品德、力量、才能和成就都写下来。我们甚至可以把这个行为转化成一个自己可以保持下来的习惯，用它来逐步消融自我贬低、自我指责等负面行为。为了让你能更为顺利地完成这件事，下面的写作步骤可以用来参考：

- 留出特定的时间——我们的大脑对做有计划和准备的事情更为重视，所以我们尽量不用兴之所至的方式来做事，而是要认真对待，比如告诉自己"这个周六的晚上 8:00，我来认真思考我自己的优点，把它们写下来"。
- 使用特定的工具——如果你认为"我在脑子里想想清楚就好"或者"我随手将想法写在一张废纸上、练习本的背面上"等，这些都会让这次练习失去它的一部分功效。我们的脑子里每天都会涌现很多念头，其中多数都是一晃而过，偶然再被想起。这样的情况在认知行为疗法领域被叫作"自动思维"（automatic

thoughts）。它的特点是可能会在想法产生的瞬间对自己的感受甚至行为产生影响，但是它们不能发挥持续性的作用。因此，我们将自己认真思考的事情写在特意保留的地方以后，可以让自己有时间的时候就翻阅一下，提醒自己。

- 不给自己设限——想到的任何优点或者擅长点都可以写。如果写了2个小时后感觉累了，那就让自己休息一下，另外再安排时间来写，不设置任何时长的限制。

- 写作时注意冒出来的批评的声音——之前我提到，我们做这件事最大的阻力就是自我质疑。毕竟，自己已经习惯用自我批评或者自我指责的方式来指导自己的言行，这个习惯当然会不受控制地随时冒出来。我们在写作过程中需要做的就是识别出它们。它们的特点是会用忽略、弱化的方式来看待自己的优点，会马上想起一个反面证据证明自己没有这个优点等。你可以允许自己做标注，但是要明白，这样的标注恰好是大脑对自身苛责的表现。

- 可以在这个过程中寻求帮助——很多情况下，由于自己看待自身的角度已经固化，所以很难再发掘出自己更多的优势。这个时候，我们可以让自己试试联系那些自己欣赏并且信任的人们，让他们反馈一下，在他们的眼里你有哪些优点。要注意在选择这些反馈者的过程中，恐怕需要评估一下对方的个性特点，我们要找那些看待事情总体客观、对待生活态度积极的人们来做这件事。如果你选择的对象本身也有很负面悲观的看问题的方式，那么他的反馈很可能还是呈现负面的特点。

我的优点记录

为了帮助自己厘清内心的答案，请在认真思考以下问题后将自己的优点列表整理出来。不必评估它是否足够重要、影响足够大，只需要把想到的内容都罗列出来即可。

1. 我喜欢的自己的特点都有什么？

2. 我的个性中有哪些比较积极的部分？

3. 我取得的成就有哪些？

4. 我克服过哪些难忘的挑战？

5. 我拥有哪些才艺？

6. 别人反馈他喜欢我什么？

7. 我拥有哪些我欣赏的人身上的特点？

8. 如果这世界上有另外一个和我一模一样的人，我会欣赏他哪些方面？

9. 关心我、爱护我的人通常会怎样形容我？

10. 我厌恶的哪些行为在我身上从来没有出现过？

根据以上回答，我认为自己的优点包括：

1.

2.

3.

4.

5.

6.

7.

8.

完成练习后记得提醒自己，这个列表我们可以继续增加；而且，不要把它藏起来，要记得让自己时常翻阅一下。用心体会自己写下的内容，沉淀下来，帮助自己吸收这些来自自我的力量。

当你感觉自己需要一些鼓励和肯定的时候，把它打开，可以默默地念，也可以大声地念出来。我们需要通过给予自我肯定的方式来帮助自己强化积极的自我认知。

这其中，如果有让你感觉被击中内心深处的特点，可以把它制作成小卡片放到自己的包里，或者把它做成屏保图片，让它能够以更为醒目的方式守护你的心灵。我的导师曾经分享过一个感动她至深的经历：她在决定开始博士学业的时候已经 52 岁了，很多人都告诉她："太晚了吧，现在还学干什么呢？"她也被这些声音影响，开始自我质疑。不过有一天在她深夜苦读的时候，她突然想起来一句话："我的求知欲一直忠诚地陪伴着我。"忽然之间，她明白了自己的坚持，也明白了为什么这么多人不理解她的想法和行为。那天晚上，她认认真真地写下"Seeking for knowledge"（求知），从此以后，她再也没有怀疑过自己，最终顺利毕业，拿到了博士学位，也成了我最尊敬的导师之一。

4.3 改变对自己毫无帮助的想法

现在，我们已经把调整导致自己产生低自尊思维的核心负面认知过程中最困难的部分介绍完了。大家已经了解到，在遭受情绪性饮食障碍困扰的人群中，低自尊思维是影响自我价值评价趋于负面的核心因素，不过，低自尊思维并不是唯一影响人产生情绪性饮食障碍的因素。接下来，我们就来一起学习如何处理对遭受情绪性饮食障碍困扰的人群影响更为频繁、随时可能发生、令自己感受不太好又不至于让自己陷入糟糕境地的负面想法——在认知行为疗法中被称为"自动思维"。

当然，这个小节中讨论的知识和方法论也可以帮助大家尝试调整之前提及的命令、假设以及核心负面认知。

4.3.1　想法与感觉的连接

为什么当负面想法出现的时候，人们的感受很糟糕呢？例如，当你吃下一块自己渴望已久的起司蛋糕，可能在吃的时候很开心，味蕾被刺激到的满足感让大脑开始释放多巴胺。然而一旦脑海中响起"我又管不住自己了，真是拿我自己没办法，太没毅力了吧"这样的声音，心里的愧疚感似乎会让这块刚刚吃下去的蛋糕变味了，嘴里甚至能品尝出苦涩的味道。或者，当你去健身房打算努力减重的时候，明明身体已经在告诉自己"我累了，想休息啦"，可是一旦你的脑子里想到"再加把油，如果能多减掉 2 千克一定会让我的感受更棒"，你不会停下来，任凭身体向你疯狂地发送需要休息的信号。大家是否意识到，我们的想法、感受和自己的行为并非自顾自地发生，也并非因为别人影响而发生，而是因为自己的想法与感受紧密结合，它们相互作用会促发行为。让我们先了解一下从认知行为疗法的角度如何看待自动思维。

4.3.1.1　自动思维

事实上，自动思维就是人们大脑中所有思维的总称。之前内容中提及的命令、假设和核心负面认知都属于自动思维，只不过我们将这些想法按照它们的特点进行了分类。有意思的是，在大多数情况下，人们对自己的自动思维是不自知的。就好像一个学会了游泳的人，在水里会自动让自己畅游，却通常不会琢磨"自己的手掌位置是不是放对了，蹬腿时足够有力吗"这样的问题。其实，我们对自己究竟怎样游泳是不注意的，除非有人要求你把注意力放到自己的游泳动作上，你才有可能调动自己的意识来关注它。同样的道理，人们的自动思维也常常以这种不被自己大脑意识到的方式在工作。但是，恰好自动思维的这种作用会让人们的情绪在不知不觉中被影响。

举个例子，当你打算去买一条新裙子的时候，你的脑海里在想：我去离家最近的商场看看有没有合适的裙子。这是一种中性思维，因为它没有任何情绪倾向，很可能只会引起一些很轻微或者平稳的情绪。

"我最喜欢的牌子出新设计了，我要去看看"，这是一种积极思维，它带来的情绪是兴奋和快乐，因而当你出门的时候，自己可能会感到轻松愉快。

"我这样的胖子，穿什么都难看"，这是一种消极思维，它带来沮丧、无助甚至愤怒的情绪，你可能还是会出门买一条裙子，不过这个过程却无法让人感到快乐。

通过上面的例子我们能够明白，思维的倾向性会明显地触发与之对应的或积极或消极或中性的一些情绪。平常日子里，自动思维会因为各种具体或者抽象的刺激而不断被制造出来。例如，看到美食的图片，就会被这个具体影像刺激，产生"看起来很好吃呀"这样的感叹，随即渴望感、兴奋感都可能被激发；或者在阴雨天，突然间的空间低沉感让自己的情绪受到影响，这就是抽象刺激对自己的影响。

而且，一般情况下，人们的自动思维会反映出日常生活里引发担忧焦虑的那些内容，它们包含人生的各个方面。我们需要知道的是，人们的情绪会受到困扰往往是消极思维在起作用，从认知、感受和行为连接、互为影响的角度来看，消极思维促发的消极情绪一般也会引发消极行为。

情绪性饮食障碍患者常常会感到这些消极思维的影响。比如之前提到的担心自己身材变胖，总是焦虑、心事重重的，从而过度关注自己在饮食方面的摄入量等。

所以说，人们不擅长让自己的大脑"慢下来"。太多人每天都在不知不觉中被自己的自动思维推动着进行各种行为，并没有停下来去想一想"我现在在想什么？我为什么要这样想？这样想会让我接下来去做什么？我为什么要做这件事？"对于帮助自己调整思维方式来说，我们首先需要练习的就是这种退一步、在一个更远的距离审视自己思维内容、思维变化的能力，也就是心理学中讲到的元认知能力。通过培养元认知能力，我们可以逐步训练自己的大脑慢下来，更细致地分析和感受自己接收到的信息，从而帮助自己做出深思熟虑的判断，做出更有利于自身的人生选择。

【思考练习】

试试看，你是否能"抓住"自己脑中的自动思维？试着把它们写下来。

_____

_____,

_____

_____。

_____

_____,

_____

_____。

4.3.1.2　思维如何影响感受和行为?

现在大家知道了当自己感受不好的时候,重要的并非是"我怎么这么倒霉,不幸的事总是发生在我身上",或者只是莫名其妙地感觉很糟糕,而是自己究竟怎样看待这些事——那些潜在的自动思维在影响自己的感受,影响自己如何应对他人和环境中发生的事情。我再通过乔娜的故事和大家说说思维究竟是怎样对感受和行为产生影响的。

首先,对同样的一件事——乔娜到健身房锻炼之前称了一下体重,发现自己轻了5千克。

第一种自动思维:太好了,我不吃碳水的方法起作用了!

引发的情绪:放松、有点小开心也更有动力继续自己的"极端"饮食计划(不过那时乔娜不知道这样的节食方法不科学)。

导致的行为:回到家里,把和碳水相关的所有食物都整理出来,准备处理掉。

第二种自动思维:咦,怎么才少了5千克?不是应该能少至少10千克吗?

引发的情绪:焦虑、沮丧、愤怒、无助。

导致的行为:本来打算锻炼2个小时,结果在健身房练了6个小时,直到自己感觉要虚脱了。

大家看到同样的一件事(称重发现自己轻了5千克)因为思考的角度不同,所导致的情绪变化以及后续的行为都有极大的不同。

这就是思维影响一个人感受和行为的过程表现。

4.3.1.3 有哪些思维可以被看作是对我们没有帮助的自动思维?

受到情绪性饮食障碍困扰的人群脑海中通常存在着很多对自己没有任何帮助的自动思维,如不吃任何碳水食物,最后反而导致自己营养不良。那么,都有哪些类型的思维模式属于对自己没有帮助的自动思维呢?我们来了解一下下面的几种思维方式:

- 不合理的思维——这类思维具备很强的隐蔽性,因为人们通常不会仔细思考自己的想法,同时,人们也往往不愿承认自己的想法是不合理的,因而会盲目地按照想法付诸行动。例如,自己相信只要努力付出就一定能看到成果,好比自己感觉每天都去健身房锻炼就一定能把体重减到自己想达到的程度。这样的想法虽然符合大众的道德观,但是从逻辑的辩证角度考虑,它其实是无法被验证的。如果你努力投入做一件事,其实并不能确保自己一定会获得理想的结果,因为影响结果的因素太多。如果人们抱着这种不合理的想法过日子,就会陷入类似"怎么这么不公平,我是好人,但我为什么总是这么倒霉"这样的受害者想法中,感到越来越无力,对生活也越来越失望。

- 专横的思维——它是理性情绪疗法的创始人阿尔伯特·艾利斯(Albert Ellis)博士常常提到的"专制思维",让人觉得好像自己能够决定世界上一切人、事、物的发展变化,其实,没人能做到这一点。所以说,早点意识到"没有人应该怎么样",就能早点从这个专制思维陷阱里走出来。

- 灾难化的思维——这种思维我们说得很多,就是发生了任何事情都容易夸大其灾难性的后果,比如发现手指上扎了一根刺会认为自己可能被感染甚至需要截肢,但事实上可能根本不会发展到那个地步。

- 草率得出负面结论的思维——有这样想法的人容易看到问题的消极面，要知道，消极的结果也仅仅是所有结果中的一种。

- 负面预言家式思维——这种思维方式也会出现在性格比较悲观的人身上。它与草率得出负面结论思维的不同之处在于，前者对未来会发生什么总是做出负面判断。不过，谁又能有能力预测出未来一定会发生糟糕的事情呢？

- 非黑即白的思维——这样的想法在单纯固执的人群中很常见。就好像小学生被老师教导什么是对和错、好和坏以后，他们只能用这样的判断方式认识世界。不过，真实的人生中常常会出现黑白之间的灰色地带，此时，他们就不知道要怎样判断才好了。比如，自己有一天没有去锻炼，然后你就告诉自己"我一点自律的能力都没有"，事实上，你的自律能力可能优于身边的很多人，只不过你对自己的要求是不能错过任何一个预定要完成的任务。用非黑即白的方式看待自己和世界，可能会错过人生真实面貌的复杂和丰富。

- 贴标签的思维——这类想法非常常见。无论发生什么，自己首先的反应是先贴一个标签。自己多吃了一个苹果就是"我很馋"；别人穿一件新衣服就是"比自己更有时尚品位"。这类想法会不断巩固自己对自身的负面认知，反而无法鼓励自己摆脱标签，成为自己想成为的样子。

- 情绪化思维——它指的是一个人用自己的感受来思考。比如"一想到我吃东西的样子我就感觉恶心"，或者"每吃一口巧克力蛋糕我的内心就更内疚一些"。这些表现会让自己的负面情绪绑架自己的思想，根本无法让自己用理性的思考帮助自己解决问题。

当然，还会有其他类型的错误认知，我们无法一一列举，不过，当大家了解了我们可以提醒自己客观评估自己思维方式的时候，我们也可以发掘一下，看自己是否还存在着其他的错误认知模式？这些自动思维又在怎样影响着自己的情绪和行为？可以试着把你想到的写在下面的横线上。

_____

_____，

_____，

_____，

_____。

4.3.1.4 试试看你能识别多少自己的情绪?

谈了这么多思维方面的知识，现在我们先短暂地回到情绪这个话题。既然我们知道自动思维会引发各种情绪，那么，你认识自己的情绪吗？你是否能用自己的语言准确描述出自己感受到了什么？我们来用下面的情绪词汇表看看自己识别情绪的能力究竟如何？你能说出自己感受到以下情绪的场景是怎样的吗？

不开心	烦躁	愤怒	惊吓
焦虑	开心	紧张	抑郁
不安	害怕	恐惧	平静
平淡	受挫	疯狂	谨慎
兴奋	愉悦	欢庆	投入
激怒	狂喜	大喜过望	疲劳
敏感	悲哀	快乐	精疲力竭

如果你还可以添加自己能表述出来的情绪，也可以接着把它描述出来。人们识别情绪的能力存在差异，我们可以观察自己是否属于对情绪感知更为敏感和丰富的人群。

不过我们要知道，情绪和思维是不能画等号的。然而无奈的是，许多人都会犯这个认知错误，往往将自己的情绪错认为是自己的想法。比如，你可能会听到自己说"我感觉自己会控制不住又开始暴饮暴食"，但是事实上，你的想法是"我想自己可能会暴饮暴食，这个可能性让我非常恐惧"。能够将自己的情绪和思维分开，会帮助我们更为清晰地观察到自己究竟在经历什么，从而更容易找到解决问题的办法。比如，当你害怕自己可能会暴饮暴食的时候，可以试试找自己信任的朋友，告诉他自己可能在经历一个无法控制住吃的欲望的危机，请他来家里陪陪自己。如果的确找不到合适的朋友，也可以试试联系专业的心理服务人士，帮助自己一起面对这个挑战。

4.3.2　ABC 认知分析法

在介绍思维怎样影响自己的感受和行为的时候，我举了一个同一件事会触发不同思维从而导致不同的情绪和行为反应的例子。接着，我们就把心理学上用来分析这个现象的小工具——ABC 认知分析法介绍给大家。通过使用 ABC 认知分析法，我们可以帮助自己把纷繁复杂的思维更为清楚地梳理出来，明确它的来源和对自身的影响。如果让自己不断地在生活实践中使用它，我们将会发现自己的元认知能力会得到明显的提升，会感觉自己在更为"清醒"地对待自己的生活。

首先，我们来了解 ABC 认知分析法中的第一个字母 A。A 代表触发事件（activating event），也就是任何触发自己产生各种想法、感受和行为的人、事、物，甚至可以是一种抽象的存在，如感觉。

接着，我们先讨论 ABC 认知分析法的第三个字母 C。C 代表结果（consequences），也就是你受到触发事件影响后所观察到的自己的想法、感受或者行为等。

为什么我们会跳过 B 来先介绍 A 和 C 呢？这是因为在人们通常的理解和感受中，自己是被刺激后产生反应的。因此，人们在生活中常常会得出各种简化版的思维结论。比如，因为老师对自己说了重话导致自己认为"我是一个差生"。

不过，在触发事件和后果之间，其实存在着海量的自动思维。所以，某个结果并不是被这件事触发的唯一结果，而是一个人在被触发事件影响后究竟怎样看待这件事会让事情产生不同的结果。这中间的自动思维部分，就是 ABC 认知分析法中的第二个字母 B。B代表信念、想法（beliefs）。也就是说，是人们的想法在连接着触发事件和最终发生的结果。比如，老师对自己说了重话，如果你的想法是"我又把事情搞砸了，我总是不能让老师满意"，那么结果就很可能得出"我是一个差生"的结论。但是，如果你的想法是"老师情绪不太好，我等老师平静一下再去问问到底自己哪里可以再改善"，那么结果就很可能是等老师回到办公室后你再和老师沟通这样的行为。

使用 ABC 认知分析法，对我们掌握自主调整自己的负面认知能力极为重要。在面对情绪性饮食障碍挑战的过程中，这个工具能够更为有效地帮助大家逐步调整引发健康问题的情绪性饮食障碍认知模式。下面我们就来看看怎样使用它。

ABC 思维记录日记

A　触发事件 可能是任何事情，或者仅仅是头脑中的一个想法、一幅景象甚至一种感受等。	**B　信念、想法** 1. 请把和这个触发事件相关的所有想法都罗列下来，问自己"我正在想什么"。 2. 把最影响自己的那个想法做出标记。 3. 评估一下你有多相信它（0-100%）。
C　结果 1. 这件事导致你最终怎样想、感觉到了什么？ 2. 把和触发事件联系最近的结果标注出来。 3. 评估一下你的感受有多强烈（0~10分，10分代表极为强烈）。 4. 关注一下自己的身体感觉，把它们描述出来。	**请关注：对自己没有帮助的思维模式** 练习中如果你发现任何我们之前提到的实际上对自己没有帮助的自动思维，可以把它们写在这里（如非黑即白式思维等）。

ABC 思维记录日记（示例）

A　触发事件 可能是任何事情，或者仅仅是头脑中的一个想法、一幅景象甚至一种感受等。 今天没忍住吃了一个冰激凌。	**B　信念、想法** 1. 请把和这个触发事件相关的所有想法都罗列下来，问自己"我正在想什么"。 2. 把最影响自己的那个想法做出标记。 3. 评估一下你有多相信它（0~100%）。 1. 我怎么这么馋？我太不自律了。 2. 我没希望了，无药可救。 3. 90%。
C　结果 1. 这件事导致你最终怎样想、感觉到了什么？ 2. 把和触发事件联系最近的结果标注出来。 3. 评估一下你的感受有多强烈（0~10分，10分代表极为强烈）。 4. 关注一下自己的身体感觉，把它们描述出来。 1. 我是一个失败者。 2. 感觉沮丧、痛苦、无地自容。 3. 8。 4. 感受到寒冷，身体在微微打战，肩膀好沉重。	**请关注：对自己没有帮助的思维模式** 练习中如果你发现任何我们之前提到的实际上对自己没有帮助的自动思维，可以把它们写在这里（如非黑即白式思维等）。 贴标签

使用 ABC 思维记录日记，可以在潜移默化中训练我们的自我觉察能力。即便我们非常想马上就脱胎换骨，如果没有坚实的自我觉察能力做基础，改变之路也会充满困难。任何自己认为已经做到的改变也很难持久，因为没有自我觉察的改变，通常只发生在表层，无法深入内心。

4.3.3 认知 D——干预思维

在熟练掌握 ABC 认知分析法之后，我们就可以开始调整对自己没有帮助的认知方面的行动了。这个步骤被认知行为疗法以字母 D 来标注，代表的是"认知干预"（disputation）。

这一步需要做的工作就好比一位具备高职业素养的律师来帮助你认清那些落在自己身上的罪名是否符合逻辑、法理和常规，如果有疑问之处，他会帮助你不遗余力地争取被公平对待的权利。

认知干预的第一步就是请这位训练有素的"律师"询问自己下面这些重要的问题：

- 如果你认为自己的想法是正确的，你有哪些证据支持它？
- 你是怎样知道这些证据反映了真实的情况的？
- 是否有其他证据能够证明你的想法是不正确的？
- 是否有其他材料可以解释你认为的情况？

如果你在回答这些问题时感觉很难清晰地找到答案，他可能会换一个角度再问你以下问题：

- 如果其他人在你的位置上，他可能会怎样想这件事？
- 如果这个人没有情绪性饮食障碍，他可能会怎样看待你认为的情况？

- 还有其他解释这类情况的可能性吗？
- 还有被大家忽略掉的信息吗？

通过以上询问，恐怕你也猜到了，这个问答过程是为了让你对你所看待的事情保持更客观的角度，不会仅仅因为自己的感受或者一个想法就下结论，而是会让自己运用经验、能力和智慧来进一步分析，更清晰、全面地思考。

当我们完成这部分的思考后，可以用下面的认知干预表格继续我们的认知调整工作。以下表格可以和 ABC 思维记录日记连起来使用。它主要用于调整对自己影响最大的自动思维。

认知干预

对我影响最大的自动思维：	
能支持这个想法的客观证据	能反对这个想法的客观证据

请通过以下提问帮助自己回答表格中的内容：

- 有其他看待这件事的方式吗?

- 这样想对我有真实帮助吗?

- 我信任的人会如何看待这个情况?

- 如果没有情绪性饮食障碍,我会如何看待这个情况?

- 更贴近现实的可能性是什么?

- 如果向自己的朋友描述,我会怎样说?

认知干预(示例)

对我影响最大的自动思维:	
我没希望了,无药可救。	
能支持这个想法的客观证据	能反对这个想法的客观证据
在减肥的路上,我不断尝试,但是不断失败。 我总是管不住自己的嘴,每次告诉自己不能吃什么,都会忍不住去吃	我还在努力减重的过程中,失败是过去和当下的体验,未来还没有来,我不一定会失败。 我也有很能管住自己想吃东西的时候,当我工作很投入时,我会自然地不那么受食物影响了

认知干预:请通过以下提问帮助自己回答表格中的内容:

- 有其他看待这件事的方式吗?

- 这样想对我有真实帮助吗?

- 我信任的人会如何看待这个情况?

- 如果没有情绪性饮食障碍,我会如何看待这个情况?

- 更贴近现实的可能性是什么?

- 如果向自己的朋友描述,我会怎样说?

4.3.4 认知E——获得不同的结果

做完以上的练习，我们开始调整对自身影响最大的自动思维。做法是，当我们可以更为客观地看待支持和反对自动思维的证据的时候，就能够问自己针对这个自动思维，"一个更为客观的观点"是什么呢？你可以把它写下来，用这个更为客观的观点替代给自己带来负面影响的自动思维。

之后，依然要觉察自己的感受。问一问自己现在感觉怎样，把它们罗列下来。同时，回到之前的ABC思维记录日记中的C栏，看看自己写在那里的情绪，当下的自己是否能感受到自己的情绪变化？

最后，重新评估自己一开始的想法，你还相信它吗？看看自己对它的想法是否也起了变化？

这就是ABC认知分析法最重要的步骤——找到替代负面自动思维的想法。一开始，你很可能会借助表格来熟悉调整认知的每一步，不过，随着不断地练习你可能会发现自己慢慢不再需要借助表格，就能很顺利地且更为灵活地看待问题，找到替代想法，从而解决自己面临的困境。

我们把最后这一步也罗列下来。

E——最终的替代思维

更平衡的想法：当你认真思考"认知干预"表中的内容后，请将自己想到的替代想法写下来：

_____

_____ 。

重新评估自己的感受：看看C栏中自己的感受，你现

在感觉到的程度是（0~10 分）＿＿＿＿＿。

重新评估自己的想法：看看"认知干预"表中的自动思维，你现在有多相信它（0~100%）＿＿＿＿＿。

E——最终的替代思维（示例）

更平衡的想法：当你认真思考"认知干预"表中的内容后，请将自己想到的替代想法写下来：

在管理食欲上，我又失败了一次，但是这不代表我会一直无法管理好我的食欲。我可以从这次失败中总结经验，下次更好地帮助自己达到目标。

重新评估自己的感受：看看 C 栏中自己的感受，你现在感觉到的程度是（0~10 分）沮丧 4 分，痛苦 3 分，无地自容 2 分。

重新评估自己的想法：看看"认知干预"表中的自动思维，你现在有多相信它（0~100%）我没希望了，无药可救，30%。

4.4 调整自己不正确的饮食思维

阅读到这里，不知道你的心里是不是会想到，自己过去为打造理想身材和体重所做出的种种努力，恐怕是建立在一个最终与自己的愿望背道而驰的基础上的。那样做不仅不会帮助自己获得理想的外貌，还会伤害自己的身体和心灵，让自己的生活无比痛苦。

为了帮助自己从这个痛苦的循环中解脱出来，我们目前已经学习了这么多有关认知调整的心理知识和工具，接下来就要开始挑战自己不正确的饮食思维并学习科学有效的方法帮助自己拥有一副健康的身体了。

4.4.1　应对回避食物的思维

本书第二章有关情绪性饮食障碍观念模式的识别中，我们说道，存在情绪性饮食障碍的人群对吃什么、怎样吃和吃多少都有自己甚为严格的要求。而这些要求的本质就是对食品存在"有罪""错误""不好"等类似的负面思维。例如，自己会产生"吃甜点就是滔天罪行，会让自己在长胖的路上一去不返，人生就此不断滑向'成为一个失败者'的深渊"等这类非黑即白、灾难化的想法。在长年累月的恐惧驱使下，这类想法会在自己的心里扎根，因此也很可能会导致自己无法马上摆脱它们的影响。

因此，调整不正确饮食思维的第一步就是要改变自己对食物的这类不科学的评判态度。让我们好好想想，自己是否真的会因为吃了一个巧克力冰激凌而令体重完全失控般地增长？或者，我们是否真的会因为一点点碳水化合物都不碰而拥有健康苗条的体型？这类"回避食物"的思维事实上除了让自己的心里得到被安慰到的假象之外，并不会真正帮助自己管理好体重，因为我们知道，真正影响体重的不是某类食物，而是怎样吃、吃多少，这些才可能真正让摄入体内的食物产生增重或者减重的效果。需要注意的是，食物多样化的同时也是营养均衡的一个重要标志。说到这里，大家可以想想，是否有一些被自己贴上"严禁"或者"邪恶"标签的食物让自己连想都不敢想？如果有，是什么？可以试着把它们写下来：

_____

_____

_____。

如果神经性贪食症倾向的症状正在困扰你，写下这些食物的名字恐怕会让你更容易感觉到害怕。因为这里面有自己喜欢的食物，一吃自己就控制不住，因而，回避它们似乎是更安全的选择。这些感受是完全可以理解的，毕竟哪怕自己喜欢的食物不属于高热量食品，一旦陷入暴饮暴食状态，也的确容易让自己出现体重暴增的结果。但是，回避它们也只是用压抑的方式来获得短暂的安全感，而且越压抑越渴望，一旦破防，就更容易暴饮暴食。所以说，靠压抑食欲来回避食物依然不是一个好办法。

我们已经了解到，越严格的进食要求越容易被打破，而一旦规则被打破则更容易让自己陷入情绪性饮食障碍的思维和行为的循环中，也正因如此，我们需要为自己建立起一个更为科学、健康以及灵活的饮食指导方案。那么首先，破除对某些食物不理性的恐惧感就非常重要了。要让自己知道，食物并非导致情绪性饮食障碍的原罪。我们可以开始帮助自己建立起"我可以用科学健康的方式指导自己吃任何愿意吃的东西，食物的多元化对我自己的健康有帮助"这类的认知。

其实，我们可以用"经常摄入"和"偶尔摄入"的概念来帮助自己规划进食。从营养学角度来看，有的食物（如奶类、水果、蔬菜、肉类、鱼类、大豆蛋白类、面包、大米、面食等）可以被看作经常需要摄入的食品。而其他一些食物（如甜点、巧克力、冷饮类）可以被看作偶尔摄入的食品。所有的食物都不会让一个人在保持正常摄入量的条件下产生超重的现象，也因此，这些食物本身不需要有"严格""禁止"这类的标签。只要明确自己可以摄入的健康的食物量，每个人都可以放松享受地进食。

在调整的过程中，我们可以使用之前的思维调整工具帮助自己改变这些容易导致自己陷入情绪性饮食障碍思维的实际无用的自动思维。比如，当你因吃了一个冰激凌（触发事件 A）而觉察到自己在想"冰激凌是坏东西，让我发胖，我一定不能吃"（信念／自动思维 B），而这个过程的结果是自己感受到因为认为不该吃冰激凌而破例吃了以后的恐惧感（结果 C）。这时可以用认知 D 来帮助自己调整：冰激凌会增加热量（支持的证据），但是我只吃了一个小冰激凌球，这个分量不属于过度，我也不会因为吃掉它而体重暴涨（反对的证据）。最后让自己用更为合理的思维方式替代一开始的不合理思维 B：冰激凌不能被简单地认为是坏食物，只要适量食用，它不会影响我的身体健康，反而会让我享受到不同食物的滋味，它也有一定的营养（替代思维 E）。

4.4.2 用行为实验帮助自己一步步恢复信心

有时人们常常会抱怨："思维调整我进行很久了，可是依然很难改变呀。"的确，如果我们把关注点一直放在认知调整上，确实会出现"道理都懂，可还是过不好这一生"的状况。不过，我们有一个很有效的办法，就是用行为实验让自己从体验中获取更深刻的感知：从想法到行动，再让行为本身对思维重建产生更有效的助力。

不过，行为实验的要点是，我们首先要清晰需要验证的目标。下面我们就用一个完整的例子说明如何用行为实验帮助自己调整回避食物的思维和行为。

- 第一步：明确引起自己产生回避思维和行为的食物名单。我们可以先确定一个平时自己购买食物的场所，如线上超市、线下超市、菜市场或者商场，然后大家可以用下面的表格帮助自己进行梳理。

  我们要做两件事：第一，当你浏览食物时（无论是线上或者线下都没有关系，不过线下可能更容易让自己受到感官刺激），询问自己"哪些食物令我担心或害怕"；第二，我们用 0~10 分来评估对自己罗列下来的食物的害怕程度，0 分为不害怕，10 分为很害怕。

	我回避的食物名单	我对它的害怕程度（0~10 分）
1		
2		
3		
4		
5		
6		
7		
8		
9		
……		

- 第二步：把这个名单重新组织一下分成三栏，以你对它的害怕程度为区分标准（0~4 分为第一栏，5~7 分为第二栏，8~10 分为第三栏）。如果你发现还有自己害怕的食物没在购物场所看到，也可以把它添加到这个名单上。

我回避的食物 （0~4 分）		我回避的食物 （5~7 分）		我回避的食物 （8~10 分）	
例如：香蕉	4	例如：牛油果	7	例如：冰激凌	10
……					

现在我们为接下来的行为实验做好了准备。你恐怕也想到了，如果要改变自己对某种食物的恐惧，需要有一个循序渐进的计划。我们可以从回避程度较低的一栏入手，选择一个分值在 4 分以下的食物，并在未来的一个月里有意识地吃一些。吃多少和自己对这种食物的害怕程度有关，比如你认为自己如果每天吃一根香蕉会让自己的体重在一个月内增加 1 千克，那么你可以试试每天吃一根，但是其他食物的进食情况还和从前保持一致，等一个月后再看自己的体重是否有所增加？

之所以通过将食物选取和自己体重相联系的方法来设计实验，是因为情绪性饮食障碍人群经常将这两类想法捆绑在一起，我们也可以让自己由此入手，用实践证明自己的想法是否是真实的。

同时，如果自己无法坚持（如尝试了几天就停下了），也不要责怪自己，毕竟这是在突破自己已经养成的习惯，不那么顺利也是可以理解的。我们可以允许自己在条件成熟的时候再试试。

方法总结：

现在我们把行为实验用表格的形式表现出来，大家可以用它来指导自己后续的实验进程。

我的调整食物回避行为实验

当前希望测试的想法：
确定自己想测试的针对这个食物的想法。思考如果吃了它，我担心什么？我有多担心这个结果会发生（0~100%）？

和这个想法相反的思维是什么？

如果测试的结果不是自己原来设想的，那么和它相反的想法是什么呢？我有多相信这个想法（0~100%）？

行为计划：

把自己打算做的事情制订出可以执行的计划，确定时间、地点、执行场所。

时间计划：

想想进食行为会用多少时间。

实际发生了什么？

客观记录实际发生的情况，它支持自己原来的哪个想法？

复盘：

我从实验中得出的结论是什么？

重新评估自己原来的想法和与之相反的想法：

从实验的结果看，自己原来的想法还能确信吗？与之相反的想法呢？

我的调整食物回避行为实验（示例）

当前希望测试的想法：

确定自己想测试的针对这个食物的想法。思考如果吃了它，我担心什么？我有多担心这个结果会发生（0~100%）？

如果我一周至少吃三次西瓜（中型大小，每次吃不超过 1/5 个西瓜），一个月里我会长胖至少 5 千克。（80%）

和这个想法相反的思维是什么？ 如果测试的结果不是自己原来设想的，那么和它相反的想法是什么呢？我有多相信这个想法（0~100%）？ 我不会长胖。（20%）
行为计划： 把自己打算做的事情制订出可以执行的计划，确定时间、地点、执行场所。 保证自己购买西瓜后开始这个实验。在周一把西瓜分好份数，把不超过 1/5 的量准备三份放到固定的保鲜盒里，确定周一、周三和周六分别吃掉一份。
时间计划： 想想进食行为会用多少时间。 20 分钟左右，我可能会慢慢吃，也许不超过 30 分钟。
实际发生了什么？ 客观记录实际发生的情况，它支持自己原来的哪个想法？ • 我喜欢西瓜的味道，吃了一份之后，有点忍不住想再吃一份，不过我提醒自己要等做完实验。 • 周六的西瓜放得有点久，味道不如周一的好。 • 我用了 30 分钟左右吃完一份，我发现慢慢吃可以让自己更好地扼制想大吃的冲动。 • 我坚持了一个月。 • 我的体重轻了 0.5 千克，其他的饮食情况和生活习惯我没有改变。
复盘： 我从实验中得出的结论是什么？ 每周吃三次西瓜不会让我体重暴涨。我至少知道这个量对我来说是安全的。
重新评估自己原来的想法和与之相反的想法： 从实验的结果看，自己原来的想法还能确信吗？与之相反的想法呢？ 被测试的想法：10% 与之相反的想法：90%

当然我们也必须承认，有时行为实验的结果会支持你原来的想法（如你的体重真的涨了1~2千克），此时，我们需要帮助自己从科学的角度出发，试着追寻体重增长的真实原因。例如，要去正规医院咨询，从营养学和生理条件的角度分析原因，不要一看到这个结果就马上强化自己一开始的想法，这样只能让自己的情绪性饮食障碍在恐惧中困住自己，并不能解决问题。

　　这个行为实验对调整情绪性饮食障碍思维很重要。通过坚持练习，我们希望达到的目标是帮助被情绪性饮食障碍困扰的人们逐步接受更多的食物种类，能够让他们在健康科学的知识指导下达到营养均衡，实现身心同步健康。大家可以从分值低的栏目中的食物逐步扩展到分值更高一些的食物种类上。我们之前提到，分值高的食物可能有很多都属于"偶尔摄入"的食物种类，因而在设计行为实验的过程中，要更科学地把握数量和实验需要测试的目标。例如，如果你想测试自己对巧克力的诱惑是否有抵抗能力，这个目标就偏离了行为实验的方向——我们不需要测试自己是否可以不吃某种对自己有很大诱惑的食物（即便自己曾经因为无法控制欲望而暴饮暴食，但是，强制自己完全回避会导致压抑，反而让自己很难克服可能爆发的暴饮暴食），而是需要测试自己是否能控制自己对该食物的欲望。允许自己吃，享受吃，也能适可而止。这是一个过程，需要我们耐心地帮助自己慢慢实现。

　　同时，这个行为实验也可以用来测试某类食物。例如，自己不吃碳水化合物，我们就可以设计实验让自己在一周内吃特定分量的碳水化合物，看看是否真的会像自己害怕的那样导致各种糟糕的结果？不过，这个设计不是盲目想象出来的，需要通过咨询专业人士来帮助自己设计科学的实验。我们需要做的是验证已经被科学数据支持的一些观点是否也适用于自身。

通过科学的实验方法，希望大家在最后能够重新审视自己过去定下来的缺乏灵活性的饮食规范，如"我完全不能吃薯片""不能碰冰激凌"等。你可以把这些要求转化为"有些偶尔摄入的食物，我可以接受的量是……"等类似的计划。

还有一个对情绪性饮食障碍人群影响非常大的规定是对摄入热量的控制。本书一开始，我们介绍过情绪性饮食障碍导致饥饿症的原因就是摄入热量太少。人们的身体活动需要一定的热量来维持，因此，如果你为自己定下一个不合理的目标（如每天吃 1 000 大卡以下的食物），那么也可以通过行为实验帮助自己逐步恢复到适度的热量摄入。不过，如果你正在承受较为严重的神经性厌食症的困扰，那么我的建议是不要独自一人面对这一切，让自己接受更为专业的医护和心理健康人员的帮助，在从根本上调整自己对身材、体重的认知之后，再来进行系统的饮食习惯调整。

4.4.3　以解决问题为导向的思维方式

调整思维并结合行为实验帮助自己改善情绪性饮食障碍的过程不一定总是很顺利，恰好相反，这个过程很可能会反复——你取得了一些进展，结果发现在意识到或者未意识到的原因的影响下，自己恐怕又要退回去好几步。在这样的反复中，人们很容易产生疲劳、无力和无助的感觉。在这样的氛围烘托下，大家非常容易放弃，认为无论做什么都没有用。然而，问题会继续存在，且得不到解决。

在这样的情况下，近年来在心理治疗领域受到很大关注的以解决问题为核心的疗愈方式（solution focused brief therapy）具有很大的借鉴价值。

简单地说，以解决问题为核心的方法需要大家首先明确自己的问题或者挑战，之后再根据问题来设计可行的解决方案。在大家对情绪性饮食障碍学习了一段时间，并且已经能够使用认知行为调整的工具帮助自己处理大部分的情绪性饮食障碍思维和行为调整的问题以后，这个方法作为一个补充方法来处理其他未解决的问题会比较好。这是因为如果我们一开始就使用它，会让自己感觉到处都是问题，不知道从何下手。这时，明确问题和挑战就变成了一个无法完成的大问题！所以说，我们把它当作补充方法使用，不必一开始就要求自己有解决问题的能力。

比如，当你进行一段时间对情绪性饮食障碍思维的认知和行为实验的调整以后，发现还有偶尔的暴饮暴食行为，此时，我们就可以用聚焦解决问题的方式来思考怎样做。我们一起来梳理一下这个方法的步骤：

- 第一步：明确问题。一定要清晰地将问题表述出来，如"我总是忍不住暴饮暴食"就不够清晰，要用"我要解决当自己处于压力中会用暴饮暴食的方式来转移注意力、抵抗不良情绪的问题"这样的表述。这样，当我们思考解决方法的时候可以更有针对性。
- 第二步：用头脑风暴的方式将自己能想到的、可以解决问题的方法都罗列出来。进行这一步时不必考虑现实可行性，让自己无所顾忌地去想象。
- 第三步：评估每一个解决方案的优劣势。例如，它的可行性，它能在多大程度上解决自己的问题？
- 第四步：从评估的结果中选择最优项。
- 第五步：让自己根据最优项认真制订行动方案。
- 第六步：行动起来。行动中遇到困难不要轻易放弃，可以收集信息，分析是哪些因素在影响自己的执行过程？

- 第七步：分析过程。根据执行过程中收集到的信息反馈，再次评估自己的行动计划。就事论事地看待整个过程，不要纠结谁错了，谁该负责，要找到障碍点，看是否有解决问题的可能性？
- 第八步：继续自己的行动。重复第一步到第八步的流程来解决新出现的问题。

下面的方框就是用问题解决方式来思考并且为自己解决问题的整个流程，希望它能帮助大家顺利推进自己的改变之路！

问题解决方式的思考表格

第一步：明确问题。

_____

_____。

第二步：罗列自己能想到的所有解决方法。

_____

_____。

第三步：分析所有方法的优劣势。

可能的解决方法	方法的优势	方法的劣势

第四步：选择最优项。

_____。

第五步：制订行动计划。

_____

_____。

第六步：行动，并且记录过程中的要点。

_____

_____

_____。

第七步：分析过程。

_____

_____

_____。

第八步：完善方法，再次行动。

_____

_____

_____。

问题解决方式的思考表格（示例）

第一步：明确问题。

我容易在晚上 10:00 以后发生暴饮暴食的行为。

第二步：罗列自己能想到的所有解决方法。

1. 关掉冰箱，把所有存放食物的柜子都上锁。2. 让家里人提醒自己不要吃。3.如果想吃，就让自己吃特别不喜欢的食物，这样吃一口就可能会停下来。4.可以约同伴打游戏。

第三步：分析所有方法的优劣势。

可能的解决方法	方法的优势	方法的劣势
关掉冰箱，把所有存放食物的柜子都上锁	吃不到了	有的柜子不能上锁，而且家里人也不方便
让家里人提醒自己不要吃	有人监督	依赖性强，如果家人很忙，就不能保障效果
如果想吃，就让自己吃特别不喜欢的食物，这样吃一口就可能会停下来	暴饮暴食的可能性大大减小	担心自己会忍不住吃别的食物
可以约同伴打游戏	不会想吃了	影响休息

第四步：选择最优项。

如果想吃，就让自己吃特别不喜欢的食物，这样吃一口就可能会停下来。

第五步：制订行动计划。

1.确定不喜欢吃的东西是红菜根，是蔬菜也很健康，但是不喜欢它的味道和吃起来的感觉。2.买1千克红菜根，先清洗、切成长条状，分装到餐盒里，这样不会让自己因有借口说还没准备而不吃它。3.和家人沟通自己的想法，让大家不要动自己的红菜根。4.周一开始试验。

第六步：行动，并且记录过程中的要点。

1.周一晚上想吃东西，拿出红菜根吃了3条，确实不想吃东西啦。2.周二晚上重复，吃了4条停下。3.周三晚上还是想吃东西，开始吃红菜根，感觉有点委屈，吃了2条。4.周四晚上和朋友打游戏，没吃东西。5.周五晚上想吃东西，吃了5条红菜根后停了下来，感觉有点不排斥红菜根的味道了。6.周六晚上还是有想吃东西的感觉，这次吃了3条红菜根后自己停下来，没有太多感受。7.周日晚上没有太多想吃东西的感觉了。

第七步：分析过程。

过程进行得比自己预想中顺利，并没有出现不吃红菜根而吃其他自己喜欢的东西的行为。感觉事先充分的准备给自己很大帮助，的确没有理由不吃它。周三晚上产生的委屈感让自己差点破防。回想每次感觉委屈的时候，自己都特别想吃好吃的，似乎这样才能安慰到自己，不过这次我成功调整好心态，告诉自己"现在的努力正是因为我想帮助自己变得更健康，我感谢自己的决心和毅力"，委屈感就淡了很多。不过，我感觉这样的感受很需要被重视，我担心它会影响自己的行动计划。

第八步：完善方法，再次行动。

约了心理医生，和她谈谈自己在行动过程中产生的委屈感，分析要如何正确应对。通过分析，了解到我需要理解委屈感是自我关怀的需求，可以帮助自己面对并且承认自己渴望被宠爱的心理。给自己一点小小的鼓励。

再次完善行动计划，当自己成功完成2天用红菜根应对暴饮暴食的计划后，购买一本最喜欢的漫画书来奖励自己。

又一周的计划实施，成功完成计划，给自己买了3本漫画书，委屈感也不再影响自己了。心情平静且愉快。

4.5　调整强迫性检查与回避行为

回避食物的思维和行为是我们调整情绪性饮食障碍思维过程的一大挑战。通过调整对食物不科学的认知，可以更为客观地看待自己和食物的关系，避免用不适宜的对食物的敌意或者错误想法强化与情绪性饮食障碍有关的思维。然而，除了对食物方面的情绪性饮食障碍思维之外，更为重要的是，我们还需要解决自身的思维障碍。本书一开始，我们了解了情绪性饮食障碍思维的核心其实和我们如何看待自身的价值相关。因为人们想通过塑造"完美"的外表来提升自身的价值感，才会发展出各种希望通过走捷径来达到目的的饮食控制方法。而这其中，究竟怎样的外表才符合自己内心对理想自我的渴望呢？大家也了解到由于社会主流文化的影响，人们通常认为"纤瘦的体型"或者"没有脂肪感的身体"才是健康的、美丽的。这样一来，获得理想的完美体态就成了情绪性饮食障碍思维的引爆点。也正因如此，确诊情绪性饮食障碍的患者在临床上的表现就是总会关注与身材和体重相关的一切信息。接下来，我们一起来了解这类情绪性饮食障碍思维的原理以及如何正确应对它所带来的困扰。

4.5.1　强迫性思维：总是在想和身材相关的事

下图清晰地刻画出受情绪性饮食障碍困扰的人群为何执着于与控制进食、身材相关的想法且无法自拔。

从图中可以看到，除了不断重复思考和进食有关的想法之外，对身材、体重的在意程度就是另外一类经常出现的想法。其实，这个现象并不难理解。从被困扰的人的思维出发，他认为自己长胖是因为吃得太多和消耗不够，因此，他会格外注意自己内心所认为的那些会引发自己身材和外表焦虑的致胖因素，极力让自己远离它们。

另外，他需要知道自己的措施是否有效，那么，不停检查自己的身材和体重就成为一个非常"靠得住"的办法——如果"感觉"瘦下来了，就证明自己用的办法在奏效。

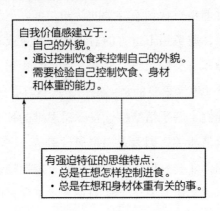

这样的行为可能会包括以下的一些情景：

- 他可能会经常称体重，甚至一天会称好多次。
- 他会经常在镜子前面或者在可以看到自己形象的反射面的前面转来转去。
- 他会不自觉地将自己的身材同其他人相比。
- 如果他对身体的某个部位异常担心，如腰围，那么也有可能重复测量腰围的变化，或者在镜子前不断地观察腰围。
- 他可能会模拟体脂仪的方式，用自己的手指拉起身体上的皮肤，感觉一下有多少脂肪。

不过，在做以上行为的时候，他常常是不自知的。如果有人指出他为什么总是这样做，他们中的大部分人会认为自己并没有经常做类似的事情。这个习惯之所以不被他们自己察觉，和图中解释的原因直接相关，即当一个人的大脑除了思考和进食、检查身材、体重相关的事以外无法再考虑其他事情的时候，对他来说，就不会有自己在"过度"做某事的感觉，因为大部分的时间都和它们相关。可是，这种总是检查身材、体重的习惯会导致另外一种严重的回避行为。接下来我们就来看看到底是怎么回事。

4.5.1.1　体重检查和体重回避行为

在讲述乔娜的故事时，大家了解到乔娜经常会检查身材和体重的变化，哪怕体重秤上的数字增加了一点点，都会如临大敌般地焦虑、恐惧。受到情绪性饮食障碍困扰的人群就是会这样，他们将每一次的体重称量数据当作一个对自己影响巨大的证据，不会去了解人们的体重在一天当中本身就会因为很多外部因素的影响而不断变化。例如，是否喝水了，是否刚刚吃过东西，或者对女生来说，是否处于生理期等都会影响自身体重的变化。如果你在一天里不断地用称量体重的方式给予自己安全感，那么它将导致的最直接的后果就是不断变化的体重让你的安全感更为缺乏。

有的人在无法接受这种压力的情况下会走向另一个极端，即对体重秤产生恐惧。任何需要他称体重的场合都会激发出他巨大的应激反应，从而令他回避称量体重。而回避的结果是他更加不知道自己身体的真实状态，反而会任由想象中的恐惧不断打击自己。

这两种情况对自己来说都不健康。因为导致这些行为的核心原因是因担心体重变化而产生的焦虑和恐惧，而现代心理学领域通过大量研究证实，长期的焦虑和压力会使人免疫力下降、内分泌失调等，造成更多健康问题。不过此时，我们可以帮助自己的是，理解自己目前需要适时的体重检查来让自己知道情况，也需要学习有关体重变化的科学知识。我们可以制订一个以周为单位的体重测量计划，逐步学习用科学观察的办法指导自己进行体重管理。

现在让我们一起来回顾一下，自己在过去的一段时间里是否有经常性测量体重或者回避测量体重的现象出现呢？如果有，它对你的生活和心态的影响分别是怎样的？你是否愿意尝试制订一个周体重测量计划？

_____

_____。

4.5.1.2 体型、身材方面的检查和回避行为

除了检查体重以外，对体型、身材方面的检查和回避是另外一类在受情绪性饮食障碍困扰的人群中常常出现的强迫性行为。同体重检查的心理机制相同，不断检查体型、身材变化也是一种希望从外界获得确定感的思维和行为表现。不过，体型、身材方面的检查给受情绪性饮食障碍困扰的人群带来的负面影响有其特别之处，主要表现在六个方面：

- 第一，当你从镜子中观察自己的时候，获得的反馈往往是一种主观感受，如"我看起来胖了不少"，但是事实上，这个间隔20分钟的检查里你的身材是否真的"胖了不少"呢？理智上，我们清楚这是不可能的，但是在感受上却会倾向于往糟糕的方面想，因为害怕胖而先告诉自己"我胖了不少"，这样反而会促使自己坚持之前不健康的进食规则。
- 第二，你的比较需要依赖自己刚刚在记忆中留存下来的身体的样子。比如你在一个小时前刚刚观察到自己的下巴是有点尖的（很可能这个印象不是很正确），你会强化自己的脸型瘦了一点这个认知。但是刚刚吃过午餐后，你再去查看，发现下巴没那

么尖了，这时你会恐慌，认为自己吃下去的那一点点食物起了作用，让自己立刻"胖"了一点。这样的结论当然会强化自己的情绪性饮食障碍思维。

- 第三，由于大脑会优先选择去注意那些令自己感到有威胁的信息，因而在审视身材的过程中，会优先注意到任何让自己感觉有"多余脂肪"的身体部位。而这样会反过来更为强化自己视觉方面对脂肪的不容忍程度，从而陷入越检查问题越多、心情越差的恶性循环中，可能会用更强烈的方式控制自己的饮食或者身材。

- 第四，认知扭曲，也是受到情绪性饮食障碍困扰的人群最难处理的一个难题。换句话说，就是被情绪性饮食障碍困扰的人群在看镜子里自己的形象时，往往看到的是放大版的自己。为什么会这样呢？我们可以借助心理临床症状"恐惧症"的一些认知原理来理解这究竟是怎么回事。当一个人对某类事物产生极端恐惧心理时，他所注意到的令自己恐惧的刺激源会在大脑中无限放大。比如一个害怕蟑螂的人，看到蟑螂就会有视觉聚焦般的清晰感受，或者一听到蟑螂飞的声音便反应剧烈等，而其他对蟑螂没有恐惧感的人看到的可能就是一只正常大小的蟑螂，或者感觉有点恶心，仅此而已。被身材变胖吓怕的人在看到自己的身材时，同样会总是看到令自己担心的样子，因此，即便在其他人眼里自己的身材是干瘪的、毫无血色的，在他的眼里，看到的依然是哪里还有多余的脂肪。

- 第五，社会发展到如今，人们越来越多地在社交媒体上展示自己的生活、工作，或者结交朋友等，这样的情况也让人们越来越依赖从各种多媒体媒介的屏幕上看到自己的样子。而我们知道，上镜本身就会让一个人的真实形象存在一定程度上的扭曲，如屏幕中看到的自己身材适中，但是在现实生活里很可能是身材臃肿的状态。不过，由于人们过度追求完美的外在形象，以上镜好看为标准的身材管理方式就更加有市场，但是，这样也更容易创造产生情绪性饮食障碍的社会环境。

- 第六，经常检查自己体型和身材的人会经常与别人比较，但是，这种比较往往是"过滤性"的。也就是说，他们不会与任意一个路过自己的人比较身材，而是会特别注意一些身材苗条的对象，无论是生活里的还是媒体上的。他们会首先加强美化自己的比较对象，然后对比每一处令自身不满意的地方，不断强化还没有达到理想身材的想法。但是，要知道，自己选取的比较对象本身就不能代表客观的健康身材。刚刚我们也提及，模特或者演员对身材的管理本身是为上镜效果服务，所以这个群体中发生情绪性饮食障碍的概率是非常高的。

了解以上知识以后，你会怎样看待自己对身材的执着要求呢？你是否意识到自己在编织一个自动循环的思维—行为圈：内心极度渴望获得理想中的身材，从而经常检查自己的身材，希望可以从已经采取的行动中观察到"瘦下来"的结果，然而这样做只能让自己的注意力更为集中地去寻找让自己不满的信息，反而回到否定自己的思维循环里。

同体重检查一样，针对身材检查，也会有人走向另一个极端，那就是回避任何与身材有关的谈论，甚至回避同其他人的身体接触。这背后同样是因为他们恐惧面对无法接受的事实，也恐惧别人因为自己的身材不够完美而拒绝自己。但是，这样的结果不仅会更为强化自己对自身的负面认知，也同样会影响自己的社交能力，让自己的生活圈不断萎缩，萎缩的生活圈又会让自己产生更为强烈的自我否定和自我质疑，从而导致这个负面循环不断持续下去。下图展示的是我们刚刚谈到的观念模式，它更直观地帮助大家看到这样循环往复的思维—行为联结会如何钳制一个人的生命活力。

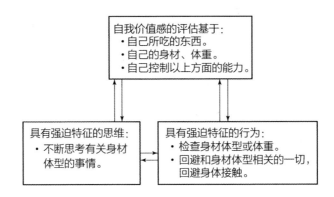

4.5.1.3　强迫性感受—— 总是感觉胖

对体重以及体型、身材的检查与回避都是比较容易理解的、带有强迫特征的情绪性饮食障碍思维和行为特点。另外，还有一种对受情绪性饮食障碍困扰的人群产生更大心理影响的现象，就是强迫性的感受——总是感觉胖。这是一种非理性的感受，很可能根本不能在现实生活中被验证。例如，对神经性厌食症的人来说，明明身边人都看到他是干瘪的身型，可是他自己还是会产生"感觉自己胖"的感受。

事实上，这样的描述很奇怪。因为我们明白感受的形容词一般同情绪相关，如悲伤、抑郁、愤怒、痛苦等。但是受情绪性饮食障碍困扰的人的确会有"感觉自己胖"的感受。这是因为他们对身材的焦虑在无数次的思维和行为强化的过程中，已深深刻入了自己认知的深处，甚至形成一种自动感受，一想起和自己有关的事情，就会马上冒出"我感觉自己太胖了"的想法。这种"胖"的感受不仅仅是对身体生理方面的评估，也联系着由此衍生出来的种种负面经历，如将恋爱不成功归因于自己太胖了等。因此，当自己说"我感觉自己胖"的时候，表达的还有对自己的失望、对生活的失控以及对改变现状的无力等。

乔娜经常会用"胖"这个字来表达对自己身材管理的负面感受。当她被同事叫出去一起玩剧本杀的时候，玩得开心的大家点了各种小吃。她本来不想让自己沾一点点食物，可是又不想显得太格格不入。于是，她强迫自己吃了一小块蛋糕。大家一边吃一边玩，可是乔娜的脸色却越来越不好看。身边的同事关心地问她"你怎么了"，乔娜忍不住回答说"我感觉自己好胖"，说完她更沮丧了。同事听了乔娜的话很诧异，因为在大家眼里，她身材适中，并没有任何把自己称作"胖"的必要。可是当她这样说，大家也只是认为女孩子总是在意身材的，可能只是担心自己会长胖，并不能理解她的感受里包含多少无奈、无助和自责。

从这个例子里我们可以看到，受情绪性饮食障碍困扰的人群会笼统地将他们感受到的内疚、自责、无奈、无力和无助等负面情绪统一用"胖"的感受来替代。一旦他们感受到自己胖，整个人的情绪都是低沉的，状态也很难提升起来。这时，他们陷入的是不断涌上心头的各种否定自我的负面想法和负面感受所构成的旋涡，而不仅仅是一个"胖"字所表达出来的意义。这种强迫性的感受极易诱导情绪性饮食障碍人群做出一些不可控的行为，如暴饮暴食，甚至通过伤害自己来对抗这种糟糕的感觉。

因此，感觉"胖"在事实上起到的作用就是将令自身感到恐惧、沮丧、无力的种种负面感受统一起来，让自己感受如此多的负面情绪，进而聚焦于自己想摆脱"胖"的感受。所以，受到这个命令式思维的控制后，大脑就会调动与情绪性饮食障碍思维和行为相关的一切信息，快速启动维持情绪性饮食障碍的刺激源。下图将这个过程更简洁地表述了出来。

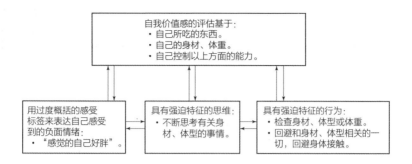

4.5.2　从强迫性重复检查中解脱

上述强迫性检查和回避思维及行为常常会在潜意识层面工作。也就是说，你可能在不知不觉中就完成了一系列重复性的检查和回避过程。至于感觉"胖"，更可能是因为某种刺激而发生的自动反应，甚至就好像抑郁情绪一样，形成一种弥漫开来的感受氛围，让自己防不胜防。也正因如此，帮助自己从强迫性重复的模式中解脱出来的第一步，就是培养自己的觉察意识。我们可以采用自我记录的方式来有意识观察自己一两天，看看自己的强迫性重复行为处于怎样的状态。试着用下面的记录表来做记录，我会在后面附上使用说明。

1. 确认自己对体重、身材、体型检查或者回避的频率。			
体重检查频率和时间记录		**体重回避频率和时间记录**	
用体重秤 测量体重	6:50am　7:30am 8:20am　15次	公司 组织体检	10:50am　1次

身材、体型检查频率和时间记录		身材、体型回避频率和时间记录	
路过路边的橱窗时检查身材、体型	6:50am 8:20am　8次	朋友要拥抱我时想要拒绝	8:50pm 1次

2.选择其中一个你希望减少的行为作为调整目标。将自己的调整方案详细记录下来（见下方表格）。记得要每天坚持记录，这样才能看到自己的改变过程，以及及时调整问题。

_____

_____

_____。

希望减少的检查行为	周一	周二	周三	周四	周五	周六	周日

3.对回避行为进行调整。将自己回避的行为罗列下来，评估该行为给自己带来的不适感（0~100分为评估值，100分代表该行为发生时自己的不适感最强烈）。接着把自己希

望尝试调整的行为明确下来，每次尝试后，评估一下自己的不适感变化。

回避行为列表	不适感评估（0-100）

希望调整的回避行为	第一次尝试	不适感评估	第二次尝试	不适感评估	第三次尝试	不适感评估	…	第N次尝试	不适感评估

使用表格记录时需要注意的是：

（1）体重检查的记录不仅包括使用体重测量仪器的时候做的记录，当你和朋友玩闹的时候，你可能会抱起朋友，同时下意识地会想"他比我轻"这样的情况也需要记录下来。我们的目标是让自己的体重检查思维和行为越来越能被自己注意到，不让它们在不知不觉中发生。同样的道理，当你看镜子（或者能映射自己影像的地方）的时候，需要关注自己看的是身体的某个特定部位还是整个身型。可以把记录做得更细致一些。还有一点，尤其针对习惯身材检查的人来说，他们可能会既检查又回避，这一点也需要注意并且记录。

（2）对于回避行为的调整方法设计可以参考以下原则：

- 循序渐进地减少自己希望减少的行为频率。例如，如果你希望减少自己用手指掐起皮肤的方式来测量体脂的行为，那么可以从观察到的 1 天 20 次，试着先减少到 1 天 15 次，再减少到 1 天 10 次等。

- 限制自己检查的行为。不用一下子就让自己停止这个行为，可以通过限制的方式来逐步减少其发生的频率。例如，不用控制自己不称体重，可以逐步限制为 1 周 1 次。

- 推迟某个想调整的行为。比如自己经常一早起来就称体重，这时可以将它推迟到中午，或者尝试将它推迟到晚上。如果你有冲动去称重，可以和自己对话，告诉自己这个行为不是不进行，而是会在晚一点的那个时间进行。

- 停止某个想调整的行为。当自己进行一段时间的调整后，可以有意识地观察自己是否做好准备不再进行这个行为了。如果是，那么这个行为可以停止了。比如你会时常检查自己的“蝴蝶袖手臂”，经过一段时间调整，你发现自己不太需要检查它了，可以给自己定下计划完全停止它。不过你也要有心理准备，今后这个行为可能会重复发生，那时可以再做调整。

- 去除可能诱导自己做出这些行为的刺激因素。比如家里只留下一个体重秤，把其他的秤都送出去或者处理掉，或者减少家里的镜子数量等。

（3）对回避行为的调整，同样需要先让自己意识到它们的存在。我们可以将自己的回避行为通过自我观察罗列下来，并且通过数字把它引发的不适感量化并记录下来。回避行为的调整原理是认知行为心理学中的"暴露原则"——我们对某种事物的不适可以通过让自己更多地暴露在这个环境中来帮助自己逐步提升适应力。让我们来举例说明：

乔娜的回避行为	不适感评估
穿无袖的衣服	80
和朋友拥抱	90
在镜子中观察自己的裸体	90
在镜子中看穿着衣服的自己	30
调整的行为	
在镜子中看穿着衣服的自己	
周一尝试 5 分钟	30
周二尝试 3 分钟	20
周三尝试 2 次 5 分钟	20
周四尝试 3 次 5 分钟	10

这些尝试自己很可能不能马上适应，因此，我们需要给自己空间，允许自己在不适感降低的情况下出现行为反复的情况（可能是因为受到刺激事件影响等），这样的情况可以在休整后再继续调整，有必要的话和心理医生沟通后再开始重新调整。

4.5.3 应对强迫性的感受——感觉胖

最后，我们来谈谈怎样应对"感觉胖"这种强迫性感受。我们已经了解到，这种感受是被情绪性饮食障碍困扰的人群在长期强化负面自我否定的思维和行为中产生的，对自己所感受到的所有负面感受的一种概括性表达。因此，他们不再关注是什么情绪在困扰自己，而是把所有感受到的不适和痛苦都归因到"胖"这个字上。也正是因此，他们反而会不断关注和"胖"有关的一切，如进食、身材等，强化自己的情绪性饮食障碍思维和行为。

所以说，应对这个概括性负面描述的第一步就是，帮助自己重新认识自己感受到的情绪，不再将它们混杂在一起，让"胖"来扛下所有的罪名。当你这样做的时候，你可能会意识到，即便自己成功减掉一些体重，有的问题还是会困扰自己，这说明真正的问题并没有得到解决。不过，我们也知道要识别自己的情绪很不容易，因此，更细致地识别情绪就是当下可以促进自己成长的一个重要能力。

还记得我们在讲述调整思维和感受联结时曾经提到识别清晰的必要性吗？我们用一个情绪识别名单帮助大家测试自己识别情绪的能力。下面我们把这个名单再次调用出来，当你用"感觉胖"来形容自己感受的时候，试试看是否能从下面的名单中找到其他可以更为准确表述你在那个时刻感受的词汇：

部分描述感受和情绪的词汇

不开心	烦躁	愤怒	惊吓
焦虑	开心	紧张	抑郁
不安	害怕	恐惧	平静
平淡	受挫	疯狂	谨慎
兴奋	愉悦	欢庆	投入
激怒	狂喜	大喜过望	疲劳
敏感	悲哀	快乐	精疲力竭

我们用下面的表格协助自己将"感觉胖"的情绪再分辨得更清楚些：

令我"感觉胖"的场景	我感受到的其他情绪
（把激发自己"感觉胖"的感受的情况描述一下，尽量客观地呈现它，就像监控器一样）	（尝试用更为细致的方式感受自己还感觉到了其他什么情绪）
例如：闺蜜穿了一件新衣服问我好不好看。	我感觉忌妒、无助、自责、难过。

当你可以用更为客观、正确的情绪名称来表达自己的感受时，可能也逐步会明白，有的事情不是用单一的方法可以解决的。比如你感觉到的是忌妒，如果自己的外貌真的达到理想状态后，忌妒的感觉是否一定会消失？事实上，只要人们之间存在着不同，你恐怕总会发现别人身上拥有自己无法拥有的特点，而无法拥有自己渴望拥有的东西往往会激发一个人的忌妒，所以即便你解决了"胖"这个问题，忌妒令自己感受到的不适也无法用减重、塑造理想外貌这样的方式来消除。不过，我们可以学习更多的情绪管理方式来科学应对各种情绪。我将在后面的小节中对此展开讨论。

4.6　改变你的"情绪性饮食障碍观念模式"

当你努力通过上述方法帮助自己一步步调整核心负面认知，梳理对维护自己身心健康毫无用处的各类自动思维，开始意识到我们需要全面、客观地看待自我，不能一味地用挑剔的眼光对待自己之后，我们的改变之路开始转向深入调整过去形成的根深蒂固的各种习惯和模式的过程。

"调整强迫性检查与回避行为"这一小节的内容就是针对性处理

固执的情绪性饮食障碍习惯的例子。明代冯梦龙的《醒世恒言》中说：江山易改，禀性难移。这其中的禀性难移指的就是一个人在成长过程中逐步形成的各种习惯和模式是难以撼动的。因此，我们需要知道，这个改变过程需要我们从觉察出发，一步步地靠耐心、恒心和毅力不断坚持，循序渐进地改变。

有了改变固执习惯的经验后，接下来我们要面对的是对维持情绪性饮食障碍起到极大作用的、更为隐蔽的情绪性饮食障碍观念模式。与不正确的有关进食和身材方面的自动思维模式不同，这类导致情绪性饮食障碍的观念模式之所以更隐蔽，是因为它们往往会被认为是正确的，是大家都认同的"真理"。也正因如此，人们很难接受自己需要去改变这些观念模式。接下来，我们就一起了解一下，它们究竟是怎样拥有如此强大的影响力，让人们难以抵抗的？

4.6.1　接纳与改变

一个恐怕会挑战大家长期以来信赖的认知的观点就是，一个人的身材、体型大概率是由遗传因素决定的，并非大家认为的自身像是可以随意塑造任何身材、体型。例如，有的女性可能天生就是梨形身材，有的可能是沙漏型身材，有的是 A 字型身材等；男性也一样，并非大家天生都能有倒三角身材的基因。一个有意思的现象是，往往拥有某种体型的人会对自己的体型不满意，转而羡慕自己没有的体型。比如，一个身材精干的女孩子想要曲线优美的身型，而那个曲线优美的女孩子希望自己苗条、清瘦。不过，事实上，就算你请最有经验的营养师和健身教练，也几乎不可能把女孩子曲线优美的体型改造成清瘦型。

就像我们的身高、眼睛和头发的颜色等，身材和体重很大程度上受遗传因素的影响。我们可以对头发或者体重做出短期改变，如染头发或者减肥，但是，身体在长期的变化过程中仍会倾向于维持基因所决定的身体特征。当然，如果我们保持正常健康的饮食和适度的健身锻炼，自己的身材和体重会呈现出相对平稳的水平，肌肉也会出现线条感。

不过，虽然大多数人更容易接纳自己的身高是由基因决定的，却很难相信体重也是这样！而当一个人不愿意相信他一直以来奉行的"有志者事竟成"并不适用于任何情况，并且将减肥失败归因于"不够自律"时，他当然会很容易把自己推向墙角，不停地指责、否定自己。

而事实上，减重本身就是一个具有临时性特点的过程。减肥成功后，90%以上的人发生体重反弹是因为自己的基因。所以，如果你坚持科学的减肥方式，很可能得到的结果是自己的体重会回归到自己本身需要维持的体重范围内。也就是说，如果你的父母都是体重比较大的体型，那么你的体重很难达到你理想中的那种很苗条的状态，因为这是你的基因决定的。

明确这个道理并非给大家泼冷水，而是希望帮助大家正确对待对自身理想体重的期待值。我们只能在现有资源的范围内对身材、体重做出合理改变。你可以通过努力帮助自己拥有匀称有力的肌肉、线条流畅的梨形身材，但是你不能期待将自己的身材从根本上改造成沙漏型身材。

只有理解并且接纳这一理念，才能真正帮助自己设计并且执行好对自己的身心真正有助益的减重计划。

4.6.2　脱离导致情绪性饮食障碍的观念模式

现在我们知道在受情绪性饮食障碍困扰时，会有如此之多的负面思维、习惯性想法和核心认知在起着作用，在不知不觉中指导着自己的行为。虽然大家已经学习了很多通过调整认知来改变行为结果的方法（识别并且挑战自己的低自尊思维，通过认知 ABC 分析法来干预对自己没有实际帮助的情绪性饮食障碍自动思维，从行为矫正的角度干预自己的强迫性检查与回避行为等），但有的时候，大家还是会面对无论怎样也很难调整成功的情况。这就像一个遇到病毒的计算机程序，不断重复同一个指令，停不下来。这个时候，我们有必要学习"重启"计算机程序的办法，好让自己从卡住的循环中解脱出来。

"重启"意味着调动自己的主观意识，不仅要提醒自己这个卡住的指令事实上对自己毫无帮助，而且要从行动上切断这个指令对自己的影响。同时，我们需要重新启动对自己有帮助的思维指令，让自己有意识地帮助自身体验新的指令给自己带来的感受。"重启"需要我们完成下面两个步骤。

第一步：识别触发源。

当你通过自己的努力发现过去一些不好的体验在逐步退出自己的生活时，你很可能会放松警惕。而往往在这样的时候，一些生活中会引发自己情绪波动的事情就容易将自己过去和情绪性饮食障碍密切相关的一些思维模式或者行为习惯调动出来。因此，我们需要做的第一个重要步骤，就是把这些容易触发卡顿指令的源头找出来。

通常情况下，一些很容易激发情绪性饮食障碍思维的场景包括：

• 同某人发生矛盾。
• 事业不太顺利。
• 因为好朋友或者伴侣离开自己感到异常孤独。
• 正处在抑郁期。

- 面临考试或者职业竞聘等竞争场景。
- 自己定下的管理饮食或者体重的规则被打破。
- 发现自己因为各种原因体重突然上涨等。

这些刺激源很容易让自己和情绪性饮食障碍相关的自动反应马上启动。比如，当好朋友因为工作调动要离开自己所在的城市时，你感到非常难过，心里空落落的。这时用吃东西来安慰自己的行为就很可能自动开启，在你还没注意到的时候，一袋薯片已经被打开，自己正拿着薯片往嘴里放。我们知道，虽然吃东西的确会对情绪产生天然的抚慰作用，但是因为好朋友离开而下意识去吃的行为如果不加以控制，会很容易将自己的情绪性饮食完全激发出来，让自己重新陷入情绪性饮食障碍的循环里。因此，在这个时候，我们需要帮助自己用"重启"的方式调整当下的行为。下面的表格可以用来参考具体的执行方法。

触发情绪性饮食障碍思维的源头	平衡客观的想法	健康的行为
例如：森妮告诉自己她要调去上海工作了，突然感觉很悲伤，自己的朋友越来越少，感觉好孤独，突然很想吃东西，填满自己的胃	朋友离开让自己感觉悲伤是正常的。告诉自己"停止用吃东西来安慰自己"。孤独的时候自己也可以去做点有意义的事，如去需要帮助的养老院做志愿者	意识到自己需要联结，决定去参加养老院的志愿者服务

第二步：学习识别引发触发源的信号。

通过一段时间的练习，你可能已经可以更有效地将会导致自己出现与情绪性饮食障碍相关的思维和行为的触发源顺利识别出来了，非常棒！接下来，我们再向前迈一步，挑战对自己更有难度的目标——识别引发这些触发源的信号。这是因为，当触发源出现时，自己很可能下意识地被情绪性饮食障碍思维和行为影响，开始了过去不好的习惯。当然，在事情发生后"重启"也是有价值和帮助的，不过，我们现在要帮自己做到防患于未然。那么该怎样做呢？我们用下面三个步骤来试试看：

- 通过对触发源的观察分析，尝试将会引发情绪性饮食行为的思维和环境模式的规律觉察出来，并针对这些规律给自己设置一个提醒信号。
- 再思考一下，如果自己完全不受情绪性饮食障碍思维的影响，会用怎样的想法或者行为来应对这个提醒呢？
- 接下来，有意识地执行没有受到情绪性饮食障碍影响的想法或者行为。

触发情绪性饮食障碍思维的源头时的提醒信号	平衡客观的想法	健康的行为
例如：孤独感会让我的胃有收缩感，每次感到胃里收缩时，我需要注意自己是否处于孤独感中，也知道它可能会诱发我下意识地吃东西	提醒信号告诉我可以提前与自己沟通，用更健康的方法平衡自己的感受	学习自我安慰的其他更为健康的方式，如泡个热水澡

　　一开始对这样的调整可能会很不适应，也很有可能发现虽然自己的想法很好，但是依然会按照旧的习惯做。这些都是非常正常的过渡

期现象。重要的是，不要气馁，继续坚持练习。给予自己的新习惯充分的时间，让它逐步成为自己日常的一部分。当你意识到自己不再用过去的习惯来处理自己的负面情绪时，你也就成功地从它所塑造的负面循环中解脱出来了。

4.7　学会管理情绪

我们已经知道，情绪性饮食障碍和负面情绪的发生以及应对有很大关系，也正因如此，负面情绪往往会是产生情绪性饮食障碍的重要推手。而被情绪性饮食障碍困扰的时候，人们常常用吃东西的方法对抗自己的负面感受。这就让情绪性饮食障碍在负面情绪的影响下循环往复，无法停止。所以说，受情绪性饮食障碍困扰的人需要学习其他管理情绪的方法来打破这个循环。针对情绪管理，心理治疗研究中已经发现了一些很好的办法，接下来我们就来介绍其中使用最为广泛的两大方式：正念情绪管理，客观情绪识别与管理。

4.7.1　正念情绪管理

正念是指当下以特定方式有意识且不带任何评判地关注存在着的某件事。正念包含两个要素：觉知力和接纳。对于觉知力，我们可以把它看作人们自身调动起来的一种将注意力导向自身内在的能力。通过调动这项能力，人们对自己作为独立的生命个体在如何运作、理解并回应自己的环境等方面产生清晰的觉察，从而更为清楚地领会自己的体验对自己的意义。举例来说，人们每天都有各种各样的体验，如女孩子在主播的视频直播间对他推荐的口红颜色产生兴趣，随着他的一声"买它"就毫不犹豫地提交订单，将自己喜爱的口红收入囊中。在这个过程中，大多数人是无法清晰地感受到自己从对口红产生兴趣到提交订单之间到底发生了什么心理变化的，而如果从正念的觉知力的作用来看，我们可能会看到类似这样的心理动态变化。例如，如果看直播的女孩子 A 感觉涂抹在主播嘴唇上的口红颜色让主播看上去一下子成了众人焦点，而她恰好渴望获得大家的注目，那么她的这种投射性的心理——如果我涂抹了，也会如此耀眼夺目——就会刺激她下单，完成购买行为；如果一位女孩子 B 恰好也觉得这个口红很抓人眼球，可是她如果觉察到自己的心理动态是"这颜色太显眼了，涂上去被很多人注意到会让我很不舒服"，那么她大概率不会购买同一款产品。当然，正念观察的内容是因人而异的，这里的例子也只是众多心理动态变化的一种可能性，大家可以试着觉察一下自己可能的心理动态变化过程。总之，通过刚才的例子让大家对调动自己的觉知力来审视自己内在世界是如何认识、分辨、感知并且做出最终选择的这个过程，就是正念的第一个要素——觉知力的工作状态。

正念的第二个要素——接纳，又要如何理解呢？同样的，在卡巴金博士 [1] 的书里，他用饱含感情的语言描述道，"正念基本上是温柔、感谢和滋养，只是一场宁静革命，无所谓冲撞和挣脱，也没有受伤或失败之虞。不过就是觉察到自己经常擅闯误区——沉湎于回忆、懊悔于过去、憧憬于未来、害怕去承担；经常打造一个与当下时空剥离的梦幻楼阁来禁锢自己；经常不由自主身心分家，'心到了那，人却不在那'，在人生中缺席；然后，面对种种心念，既不随之起舞，也不强制驱离，只是观照、放下，这样一来，我们就从'失念'向'正念'开步走了"。也就是说，正念中的接纳是与对抗、回避、评判等思维活动相反的状态。它只是意识到在发生什么，然

---

[1] 乔·卡巴金博士（Jon Kabat-Zinn, PhD），正念减压疗法创始人。

后观察它发生、允许它发生且理解它发生。回到刚刚的例子，能够做到接纳的女孩子 A 可能会觉察到自己对于得到众人关注有渴望，她对此不去评价好坏，只是看到自己有这方面的特点，然后在收到口红后欣然涂抹上，也能够允许自己体验被大家关注的积极感受。对于女孩子 B，假设她做不到接纳，她可能就会像卡巴金博士说的那样，没有买这个口红但是发现它很快卖断货了，她开始懊悔，她在想"自己为什么那么优柔寡断？为什么怯懦胆小？被人关注有什么可怕的"等，当这些念头充斥着她的大脑，她开始进行习惯性地自我攻击，心情一下子就低落下来了。她忘记了在看直播时自己觉得被人关注不舒服其实是自己还无法坦然享受别人的目光，而不能接纳当下状态的自己，就造成了自身内在的分裂和剥离，导致"虽然活在这个时刻，心却不在那里"的现象。

希望这个例子可以帮助大家拓展对正念这个概念的理解，即在使用正念的过程中，我们既可以对某件事（如呼吸、吃饭等）进行觉察和接纳，也可以在生活的方方面面运用正念帮助自己享受当下。

正念练习对情绪管理的帮助在于让人们更为敏感地意识到自己感受的变化，并将它们引入意识层面，这样才能够为自己创造条件对其进行有益自身的调整。如果你无法捕捉到自己的情绪变化，就很难识别出情绪刺激下发生的各种想法和行为，只会让自己被情绪带着走。

4.7.1.1　正念练习

练习正念的方式主要可以通过两个步骤来进行，首先确定"练习的对象"，然后对这个确定下来的练习对象采取有效的"正念练习方法"。

对于"练习的对象"，我们强调通过使用观察、描述、参与的方法来表达自己所感受到的一切。

对确定下来的练习对象所采取的"正念练习方法"，我们强调通过"不评判""一次只关注一点""使用最有效的方式"来帮助自己完成对练习对象的表达。

下面让我更细致地把这两个步骤介绍给大家。

针对正念练习的对象：

- **观察**——仅观看经历的过程，不必让自己被经历中的任何体验影响。想象自己是不带任何感情色彩的监控器——你只是看到当下发生的一点一滴。

- **描述**——把你观看到的所有内容一五一十地描述出来。你可以客观描述自己的感受和情绪，如"我观察到自己的脸在渐渐变红，额头上有细细的汗珠，自己身体也在紧绷"。

- **参与**——确保自己可以全程"在场"。观察过程需要你在现场投入地观察一切，一旦分心，就会失去一些信息，你看到的一切将不再完整。

针对练习对象采取的正念练习方法：

- **不评判**——保持实事求是的态度。用这样的方式观察、描述和参与的确很困难，因为人们的本能总是会发出各种评判的信号，如"今天出太阳了，真是个好天气，我的心情也跟着变好了""下雨了，今天的天气真烦人"。不评判，需要我们只是想到"出太阳的天气会让我的心情比较轻松""下雨时自己的心情会比较低沉"，而不会对天气做出好与坏的评判。

- **一次只关注一点**——有意识地将自己的注意力集中在一件事上。如果不提醒这一点，恐怕人们会因为追求效率而期望自己拥有超级强大的多任务运行能力。这样提升效率的同时，人们损失的是专注力的培养。而且，在多任务运行的过程中，非常难顾及事情的细节，这就导致自己的观察很难全面。

- **使用最有效的方式**——从另一个角度表达如何管理好自己的注意力，任何事都可能触发自己很多想法，要学习从众多想法中选取对当下情况最有利的那个，调动自己的注意力来推动它，过滤掉其他相对无效的想法。比如，当你希望给明天的面试官留下一个好印象时，恐怕你还有很多事情需要准备，但是晚上属于自己的时间是有限的。此时，你可以将众多自己需要做的事情罗列下来，如要准备面试材料、要休息好、要安慰女朋友等，无论有多少事，如果你确定了自己的方向，那么就选择对这个目标来说效果最佳的选择，然后投入地去做好这件事。

通过坚持正念练习，当受情绪性饮食障碍困扰的人群被负面情绪或者任何刺激性事件干扰的时候，只要对自己的注意力进行有意识地引导，人们就可以更为清晰地观察到究竟是怎样的事情或者怎样丰富的感受在影响自己的思维和行为，而不会将自己所感受到的一切笼统地用一个抽象的想法或者感觉来概括。例如，自己不会总是用"我感觉好胖"来表达自己的沮丧、恐惧或焦虑等。有了这些清晰的认知，自己当然更容易更加深刻地理解自己的体验，从而降低一旦受外界刺激就马上用情绪化的行为来应对的可能性。

4.7.1.2 用6个正念技术练习正念进食

下面的"正念进食训练"是结合6个正念技术练习设计的，大家可以参考下面的基本练习指导来使用表格，帮助自己练习正念进食。

正念进食的基本练习指导：

- 练习需要遵循循序渐进的规律，不要激进。一开始可以从5分钟的时长开始练习，等自己习惯了之后，再逐步增加练习时长。

- 对练习环境需要一定的要求，如安静的空间、极少的外界刺激源。

- 开始练习时可以尽量放慢动作，有意识地让自己在慢下来的过程中细致认真地练习。

- 让自己处于一个舒适的状态——放松但是可以让自己提起注意力。开始练习的时候从注意自己当下的状态开始（自己的体态、身体的感受等），逐步将注意力放到食物上。

- 此时，首先观察食物，可以用1分钟的时间认真观察食物的状态、形状、颜色、质地等。接着将注意力放到你选择的任意一个想关注的方面，更仔细地观察、体会（如选择了颜色，认真去看，再感受自己视觉获得的反馈）。

- 接着可以把注意力放到嗅觉上，仔细闻食物的味道，感受味道给自己的身体带来的感觉。

- 如果你觉察到特殊的感受，识别它，并把它放下，然后再尽力调动自己的注意力回到观察食物上来。

- 等你感觉可以了，就用"描述"来客观表述自己的体验。例如，除了视觉和嗅觉体会到的所有关于食物的描述外，如果在这过程中感觉很饿，那就说"观察食物的过程中感觉饿"。如果你在过程中开始想象，那么把自己被食物激发出来的想象内容表述出来。不过，在把这个体验表述完毕后，还是要将注意力转回到对食物的观察上。

- 当你准备好要吃这个食物的时候，调动注意力到想吃的意愿上，再一步步观察吃的过程中发生的感受的变化——食物的味道、质感，你嘴里的感受，咀嚼和吞咽的行为等。

- 再一次，如果你觉察到特殊的感受，识别它，并把它放下，然后尽力调动自己的注意力回到观察食物上来。
- 当你观察的时间足够长，也描述了足够多的信息后，你的参与感会增强。这个参与过程意味着你在全身心地体验这个进食的过程。
- 在整个过程中，观察自己是否在用不评判的态度去观察和体验，是否每次都只关注一点，并且，是否在头脑中有许多想法和选择的时候，可以引导自己的注意力选择最有效的那个，让自己继续推进正念练习。

正念进食训练

日期：   时间：

正念进食的活动：（例如：正念吃巧克力）

观察：（注意到什么？身体感受、情绪感受是怎样的？是否有干扰？它们是什么？）	不评判：（有发生评判吗？内容是什么？我对不评判的体会是？）

描述：（我描述的内容是……它们有什么特点？）	一次只关注一点：（做到这一点容易吗？挑战在哪里？）
参与：（我全程都参与了吗？没有的话，发生了什么？）	使用最有效的方式：（我是否被其他想法"带走了"？如果是，它们是什么？）

4.7.2　客观情绪识别与管理

从某种意义上看，首先学习正念的好处之一就是让我们为可以正确识别情绪并且有效管理它们打好基础。在练习一段时间的正念方式之后，接下来我们就结合对情绪加以辨识的理念，重点培养自己的情绪识别和管理能力。

正念观察情绪的核心是减少干扰，将自己感受到的一切尽力做"还原"表述。因为，正念最重要的技术就是不带评判地观察和描述一个人的想法、情绪和行为。这样做可以去除无谓的干扰。举例来说，如果你因为在工作上受挫感到无比愤怒，去吃了一块奶油蛋糕，吃完又开始不断指责自己为什么忍不住，认为自己应该"不要感觉那么愤怒"，你的逻辑是：没有那么强烈的情绪，自己就不会控制不住自己的行为。但其实，当你这样做时，你令自身又产生了第二层情绪——自责、愧疚——来应对对自身愤怒情绪的不接纳。但事实上，人们的情绪都有它存在的必要性，我们只是需要帮助自己通过认识自己的情绪来更为清晰地认识自身，只有你真的明白自己的感受希望告诉自己什么信息之后，才能更有效地依据自身情况做出更合适的人生选择。下面我们就来了解结合正念方式管理自己情绪的方法。

4.7.2.1　正念方式的情绪管理方法

第一步：识别并标注自己的情绪。

用正念方式识别并标注自己的情绪包括以下几个方面：

- 观察自己在整个事情发生过程中感受到的情绪。
- 观察自己对事情的想法和解读。
- 客观描述你的感受（身体感觉、情绪感受）。
- 客观描述你表现出来的行为。
- 分析你的感受带来的后果。

让我们举例描述一下这个过程：

触发的事件：小 A 在公司大会上得到部门领导的夸赞，你和小 A 是一同入职的，却从来没有被任何人夸奖过，虽然你工作得很努力。

想法和解读：你认为"我总是不被注意到，一定是我能力差。"

你的感受：失望、沮丧、无助、自责、愤怒（针对自己）、忌妒，喉咙发紧，想哭。

表现出来的行为：对小 A 表达祝贺，努力微笑着结束会议，没有食欲，找了一个理由没有参加会议后的同事聚会。

感受带来的后果：这之后你会远离小 A，工作当中经常出现觉得自己没什么用的无意义感，发现自己暴饮暴食的频率在增长。

第二步：有效地（和他人以及自己）沟通自己的情绪。

情绪沟通的首要方式并非是语言，人们通常会用面部表情和身体语言来表达情绪。事实上，情绪表达也在实现着对他人进行影响甚至控制的作用。例如，当一个人表达愤怒的时候，他的面部肌肉是紧张的，瞳孔会聚焦在让自己愤怒的目标上，甚至会让人感受到"眼睛中似乎要喷出火一般"，身体会有一定程度的紧绷，似乎时刻准备好发动攻击等。而接收到对方愤怒情绪的信号后，根据自己的人格特点，有的人会应战，有的人会回避，有的人会迅速做点什么以平复对方的激烈情绪等。

语言常常作为辅助工具来表达情绪。每个人使用语言的能力不同，有的人能够很精准细腻的表达自己的情绪，不过多数人不太擅长这项工作，因为亚洲文化并不鼓励对情绪的表达，而是趋向压抑，这也变相阻碍了大家有效沟通自己的情绪。

知道这些后，当你感受到某种情绪的时候，可以询问自己"我感受到的情绪想告诉我什么？我想说什么？我想让对方理解到什么"。如果有机会，可以通过镜子中映射出的自己的样子来观察自己在经历这个情绪时的外表变化，同时细致地观察自己身体的内在感受。

将观察到的信息详细记录下来，帮助自己更加清晰地了解情绪的变化过程，提高自己辨识情绪的能力。

第三步：情绪驱动下的行为。

情绪对行为的驱动作用远远快于思维，这是由大脑构造决定的。在大脑核心位置的杏仁体就是负责产生情绪的地方。它与大脑各个部分关系密切，尤其可以直接影响前额叶的判断功能，也正因如此，我们常常说一个人过于感情用事，不会理性思考。但其实，情绪的发生就是为了让我们可以更快速、有效地对环境中的信息进行更及时的反馈。比如恐惧感，我们甚至不需要看到客观证据就可以感受到恐惧，而这样的感受虽然有可能让自己判断错误、过于担忧，但是也在另一方面更为有效地防止了对自己产生威胁的情况来伤害自己。

因此，辨识情绪的第三步就是识别情绪驱动下自己的行为，以及思考为什么这个情绪会促使自己做出相应的行为。要知道，同一个情绪对不同的人可能会产生不同的效果。比如一个外向的人在遇到心动对象时，可能会感到害羞，但是这个情绪可能会促使他更想主动联系对方；而对内向的人来说，他可能会躲得远远的。在识别出来情绪驱动下自己的行为之后，再仔细思考为什么自己会如此反应，这能帮助自己更为深刻地理解自己的心态。

第四步：接纳自己的情绪但不将它等同于事实。

识别情绪后，我们接着要练习的就是区别情绪与现实。我们知道，情绪具备丰富的信息表达功能，但是情绪是对自身感受的反馈，并不能等同于发生的事实。例如，当你说"我感觉自己一无是处"，并不等于你一定是一无是处的；或者当你感觉某人或者某事"不太对劲"，也并不等于这个人或者这个事一定是有问题的。学习客观表达情绪，但是不要急着判断，我们需要让自己搜集更多客观证据才能对事情做出更为全面的判断。

大家可以使用下面的表格来帮助自己增强识别情绪的能力。

识别标注情绪表

使用方法：选择一个近期感受到的情绪，对之进行观察，并填写下表。

感受到的情绪：_____强度（0~100%）：_____

触发情绪的事件
对事件的解读 （自己的信念、假设、想法或者期待）
身体感受
身体语言 （面部表情、体态、姿势等）
采取的行动
感觉想采取的行动
后果 （情绪对自己思维状态、其他感受、行为、想法、记忆、身体等的影响）

该情绪对自己的作用

识别标注情绪表（示例）

使用方法：选择一个近期感受到的情绪，对之进行观察，并填写下表。

感受到的情绪：无助　　　强度（0~100%）：90%

触发情绪的事件 被同事小 A 叫去唱歌，但是有一个自己喜欢的男生也会去，自己很犹豫要不要推掉邀请。
对事件的解读 （自己的信念、假设、想法或者期待） 我喜欢他是自不量力的，他怎么可能会看得上我呢？
身体感受 发冷、胃里有紧缩隐痛感。
身体语言 （面部表情、体态、姿势等） 肩膀向下，嘴角也向下，眉心紧皱。
采取的行动 给小 A 发信息说自己加班去不了。
感觉想采取的行动 很希望可以大大方方地参加这次聚会。
后果 （情绪对自己思维状态、其他感受、行为、想法、记忆、身体等的影响） 感觉自己更加想离同事们远一点，不想和人交流。对自己的自责和鄙视程度加强。整个人更加无精打采。

该情绪对自己的作用
让自己感受到对自己的不满，渴望帮助但是又不相信帮助会来到自己的身边。对人生和未来都不抱希望。

4.8　学会容忍不适感

通过练习识别情绪，我们知道情绪本身只是我们同自己和他人进行沟通的一种功能，但是由于情绪会引发一系列积极或者消极的思维、感受、身体反应和行为，人们应对情绪的能力也会因此而受到挑战。一般情况下，积极的情绪感受让自己身心愉悦，因而是大家追求的状态。但人生难免遇到不顺利和阻碍，因此，消极情绪感受的产生反而更为常见。虽然大多数人能够在一定程度上应对不好的感受，但是人们对不良情绪的承受能力不尽相同。

4.8.1　挫折耐受能力的提升方法

我们曾在第二章了解到一个心理名词——低挫折耐受力，用来形容人们对不适感的承受能力。低挫折耐受力的人往往通过采取回避情绪的方式来应对挫折。但事实上，越是回避不良情绪，越会让自己对它们的承受能力变得越来越差。而且，当你面对一些不良感受和体验的时候，低挫折耐受力会在自己想处理这些情绪或体验时再加上一道阻碍。因为自己想回避令自身不舒服的感受，因此，我们还需要克服这层"回避"之后才能开始面对引发负面情绪的问题。

从正念的角度来说，跨过低挫折耐受力这道关卡就是帮助自己意识到现实的困难，鼓励自己从回避的角落出来，用不评判的方式认真了解自己面对的问题。而评判心会激发我们的低挫折耐受力，让自己自动躲避在幻想的"一切都好"中。比如,你刚刚得知自己的升职申请被否决了,这当然会让你感觉沮丧,但是你不想体会到沮丧,因为这会令自己非常不舒服,因此,你可能会大吃一顿转移注意力,让自己在一段短暂的时间里,不去感受那些由沮丧带来的不适感。

不过,大吃一顿后那种沮丧还是会涌上心头,而且刚刚因为情绪不好而吃掉的食物又会提醒自己有多么不坚强。这时,自己不仅要处理没获得升职产生的沮丧情绪,还要面对负面情绪引发的暴饮暴食,这样看来,是不是更加得不偿失呢?如果在你得知坏消息后确实感受很差,而且不知道自己要怎么办,也没办法让自己冷静下来,这时允许自己在不好的情绪中待一会儿,告诉自己需要时间逐步厘清自己的想法,以及和自己承受的挫折共处,这些都是挫折耐受能力强的表现。我们可以在挫折中思考对策,不必逃到它的外面。

以下三个方法对提升挫折耐受能力有非常大的帮助,大家可以在日常生活中逐步熟悉和运用它们。

(1)**转移注意力**。是的,你没有看错,这里的转移注意力并非让大家回避不舒适感,而是在承认自己的确在面对一个很糟糕的事情的前提下,帮助自己通过做些其他事情,将大脑的其他区域也启动起来。这就好比你在做一道很困难的数学题,苦思冥想依然不得要领,于是起身去倒杯咖啡,你的脑子里依然知道数学题还没解出来,只是喝杯咖啡让大脑换一种感受。具体可以用以下方式操作:

- **行动起来**——无论怎样,让自己开始一个行动,如散步、约见朋友等。

- **做有贡献的事**——当自己处于低谷时，有时去做志愿者帮助别人反而可以帮助自己从困住自我的痛苦中解脱。
- **向"下"比较**——是的，有时想想比自己状况更糟的情况会让自己安心一点，也就是尽力避免"比上不足"，帮助自己看到更多"比下有余"之处。
- **有意识地找相反的积极感受**——如果自己感到难过，试试读笑话，可能前20个都不能让自己笑，但是第21个笑话逗笑了自己，这时，你会发现自己的状态可能缓解了些许。
- **把让自己难受的一切先放下**——告诉自己"我可以晚点再面对它"。
- **利用其他感受来帮助自己放松**——例如，买一瓶新的精油，泡一个香香的热水澡，让自己的身体充分体验嗅觉、触觉、视觉、听觉带来的所有感受。

（2）**自我安慰**。我们通常习惯去安慰别人或者让别人来安慰自己，但是要知道，能和自己一直在一起的只有我们自己，所以我们需要培养自己的自我安慰能力。我们同样可以用自己的五感来帮助自身达到这个目标：

- **视觉**——问问自己最喜欢看到什么颜色？如果是绿色，就去能让自己看到尽可能多绿色的地方。
- **听觉**——放自己喜欢的音乐。不过需要注意这时候是否适合听让自己更为难过的音乐，有的人愿意通过听悲伤的歌曲让情绪充分释放出来，帮助自己恢复，但是有的人恐怕不适合用这种方法，因为那会让他更为沉浸在悲伤中，所以需要知道自己的特点再来选择。如果不习惯听音乐，也可以去大自然听听鸟叫、海浪的声音，任何能让自己感受好一些的声音都可以用起来。

- **嗅觉**——香水、润肤露、松柏的味道等，不管自己喜欢什么都可以让自己尽可能地沉浸其中。
- **味觉**——让自己接触到喜欢的味道。不过，针对情绪性饮食障碍，需要有意识地让自己管理饮食量。采用正念的方式来吃，每一口都让自己沉浸在这种享受中，放慢速度，一点点来。
- **触觉**——换一张新的、柔软的床单，去自己喜欢的按摩馆做全身按摩，感受一下自己的身体到底需要什么，尽可能在自己能满足自我的情况下实现它。不过，如果你说"我就是希望有人来抱抱我"，可以理解自己，不过还是可以在最大程度上让自己试着自我安慰。

（3）**改善现状**。用更积极的态度和情绪帮助自己改善现状：

- **使用想象力**——回忆你曾经去过的、留下美好印象的地方，想象自己又回到了那里，感受它带给自己的积极力量。
- **寻找意义**——每段人生经历都是成长的机会，从痛苦中找到它发生的意义，能够让自己对现状的承受能力大大增加。比如在自己的亲密关系中遇到出轨事件，想想看，你从这件事中可以了解到自己最在意的是什么？是否对自己了解得更为清晰？
- **祈祷**——如果你有宗教信仰，可以让自己平静地祈祷，尝试从祈祷中获得力量、承受挫折，但是不要去祈祷发生奇迹，因为我们知道，事物外在的变化自然有它的节奏，如果将希望寄托于外界环境的改变，那么自己容易患得患失。
- **放松练习**——瑜伽、冥想、正念、呼吸放松等任何可以帮到自己的方法都可以练习。
- **专注于一件事**——回到当下正在做的事情上，任何可以帮助自己调动注意力投入去做的都可以，如看一本小说、去自己的花园除草等。

- **换环境**——停下手头的事，让自己到一个新环境中试着体验不同的经历。

- **自我鼓励**——我们知道当前所做的一切都是帮助自己培养面对挫折的能力，虽然问题还没有解决，但是我们可以给予自己信心，给自己打气，"我可以撑过去"。就像一句英文谚语说的，"Everything will be fine at the end. If it is not fine, it is not the end（一切到最后都会好的。如果没有好，那么这还不是最后）"。

下面的挫折耐受力练习表是结合以上三个方法来设计的，请用它来帮助自己练习。

挫折耐受力练习表

在每一个练习栏中，请将你计划做的事情描述出来。然后鼓励自己去做，并且记录下执行前和执行后自己不适感的变化，用0（完全没有不适感）~10（很强烈的不适感）来评估自己的感受。

提升挫折耐受力的方法	计划做到的事情	不适感水平	
		执行前	执行后
转移注意力			
行动起来			
做有贡献的事			
向"下"比较			
有意识地找相反的积极感受			
把让自己难受的一切先放下			
利用其他感受来帮助自己放松			

提升挫折耐受力的方法	计划做到的事情	不适感水平	
		执行前	执行后
自我安慰			
视觉			
听觉			
嗅觉			
味觉			
触觉			
改善现状			
使用想象力			
寻找意义			
祈祷			
放松练习			
专注于一件事			
放个假			
自我鼓励			

4.8.2　思考提高挫折耐受力的好处与坏处

一个人如果能够拥有很强的挫折耐受力，那么对自身发展是有极大好处的，不过我们必须意识到，练习它，在我们的常规感受中其实是违背人们趋利避害的本能的。也就是说，人类逃避痛苦是本能，但正是因为心理学研究发现，利用人类本能的逃避不仅不能解决问题，反而会增加一层阻力，所以我们才会鼓励大家学习培养挫折耐受力，帮助自己用科学的态度应对生活中的困难。

不过，我们还可以使用另外一个心理学技巧，即通过分析培养挫折耐受能力的优劣势来坚定自己的意志。

接下来我们就用情绪性饮食障碍人群常常使用的对抗不适感的方式（如自伤、酗酒、暴饮暴食、催吐、过度锻炼等），来对比培养挫折耐受力所带来的后果，同时用 0~10 分来评估这些好处和代价的重要性（0 分为不重要，10 分为最重要）。这个练习需要我们问自己以下几个问题：

- 如果我用自己常用的方式应对负面情绪，短期的好处是什么？
- 如果我用自己常用的方式应对负面情绪，长期的好处是什么？
- 如果我用自己常用的方式应对负面情绪，短期的代价是什么？
- 如果我用自己常用的方式应对负面情绪，长期的代价是什么？
- 如果我尝试培养挫折耐受力来应对负面情绪，短期的好处是什么？
- 如果我尝试培养挫折耐受力来应对负面情绪，长期的好处是什么？
- 如果我尝试培养挫折耐受力来应对负面情绪，短期的代价是什么？
- 如果我尝试培养挫折耐受力来应对负面情绪，长期的代价是什么？

提高挫折耐受力的好处与代价分析表

不用挫折耐受力应对负面情绪和事件，用过去的不健康应对方式（酗酒、暴饮暴食等）				
	好处	评分	代价	评分
短期	A		B	
长期	C		D	

	使用挫折耐受力应对负面情绪和事件，不再使用过去的不健康应对方式			
	好处	评分	代价	评分
短期	E		F	
长期	G		H	

最后，请评估：

1. 不用挫折耐受力的短期好处与长期代价的分数差是多少？

_____

2. 使用挫折耐受力的短期代价和长期好处的分数差是多少？

_____

3. 你的最终选择是：_____

提高挫折耐受力的好处与代价分析表（示例）

	不用挫折耐受力应对负面情绪和事件，用过去的不健康应对方式（酗酒、暴饮暴食等）			
	好处	评分	代价	评分
短期	A • 负面情绪缓解 • 感觉稍微愉悦 • 满足感增强	8 4 3	B • 持续发生情绪性饮食障碍，影响健康 • 自责，自我厌恶 • 身材无法管理	9 9 9

	好处	评分	代价	评分
长期	C •无		D •持续发生情绪性饮食障碍，影响健康 •自责，自我厌恶 •身材无法管理 •陷入抑郁	9 9 9 9

使用挫折耐受力应对负面情绪和事件，不再使用过去的不健康应对方式

	好处	评分	代价	评分
短期	E •更清晰地看待问题 •更了解自己 •学习到更多应对方法	7 8 5	F •忍受不舒服感，觉得不习惯 •面对挫折的冲击 •面对负面感受的冲击	7 8 8
长期	G •承受力提升 •抗压能力提升 •处理问题能力提升 •更自信 •自我肯定提升	7 8 9 9 9	H •不知道自己承受能力的极限在哪里 •不确定感 •不安全感	7 8 7

最后，请评估：

1. 不用挫折耐受力的短期好处与长期代价的分数差是多少?

<u>15 比 36，差 21 分。</u>

2. 使用挫折耐受力的短期代价和长期好处的分数差是多少?

<u>23 比 41，差 18 分。</u>

3. 你的最终选择是：<u>培养挫折耐受力。因为不用挫折耐受力的</u>短期好处与长期代价之差要大于使用挫折耐受力的短期代价与长期好处之差，这意味着眼前的好处会让我付出更加巨大的代价。

【章节要点】

- 在一系列对自己重要的事情方面，人们借助自己的主观判断评估自己的表现或者通过外界的反馈来判断自我价值感。这一系列事情包括人际关系、在某个领域的成就、兴趣爱好的发展、享受的休闲时光以及其他能够让自己感受到自身能力有所体现的方面。

- 受到情绪性饮食障碍困扰的人群容易出现重要生活领域过于狭窄的情况，如仅通过外貌或者身材来评价自我价值感。对此，帮助自己尝试拓展生活圈的丰富性，对有效调节自我价值感非常有帮助。

- 低自尊思维与情绪性饮食障碍思维的发展有直接联系。因此，仅拓展自己的生活圈并不能从根本上解决自我价值感评价低的核心问题。我们需要了解低自尊思维的形成以及如何正确应对。

- 一个人过去的负面经历对促成低自尊思维影响很大。被惩罚、忽视、虐待、歧视、挑剔，家庭的社会经济地位不高以及缺乏正面积极的生活体验等都会诱发低自尊思维。

- 负面的成长环境会迫使自己的大脑对环境做出相应的反应以适应环境，不幸的是，这种适应往往是以自我质疑、自我否定、自我贬低为基础的。它们催生出对自身的核心负面认知，将自己钉在"我不够好，我需要不断将自己变好才能被关注、被爱"等这样自我限制的想法里。

- 为了尽快摆脱对自己的核心负面认知，人们的大脑常出现一些严格、顽固的命令和假设，不断逼迫自己去满足自认为能够被外界和自身认可的高标准、严要求。

- 严格、顽固的命令和假设除了不断让自己设立越来越高的要求之外，更容易让自己重复体会达不到要求的挫败感和无力感，从而强化"我很糟糕"的核心负面认知，即低自尊思维。

- 如果已经出现低自尊思维，那么首先需要处理的是调整你为自己设置的这副被负面信息蒙蔽的滤镜。因为，对自己不满意根本无法让你达到"总有一天，我会对自己满意的"这样的目标，你会不断提高标准，去追逐一个又一个更高的目标，从而让自己重复体验挫折感。

- 调整低自尊思维的核心是通过改变自己那些实际无用的命令或者假设来帮助自己建立新的自我认知规则，让自己脱离不灵活的思维模式，从环境中分辨出有益的资源，帮助自己一步步提高对自身的评价。

- 接着，我们需要集中处理自己的核心负面认知。首先，我们需要选择好自己希望改变的那个核心负面认知，允许自己一步步对其进行调整，而不是期待自己一次性脱胎换骨，成为充满积极观点和正能量的人，这样的想法既不现实也不符合人们心理发展的客观规律。我们最终追求的目标是帮助自己建立起健康、客观、真实的自我认知，不是成为全然完美的人。

- 在调整核心负面认知的过程中，我们可以从客观认识自己的优点入手，如果自己无法了解自身的优点，也可以试着向自己熟悉且信任的人求助。

- 接着，我们来帮助自己调整对自身毫无帮助的想法——那些会影响自己状态和情绪的自动思维。它们比命令或者假设发生的频率更高，内容也更为繁杂。我们需要帮助自己提高分辨中性思维、积极思维、消极思维的能力。

- 意识到思维会怎样影响自己的感受和行为非常重要。一些特殊的思维经常将自己的生活扰乱，并且影响自己的情绪，如不合理的思维、专横的思维、灾难化的思维等，大家可以试着去识别它们。

- 要了解思维牵动的情绪反应，需要我们花更多的耐心和精力去学习有关情绪的知识。因为情绪对每个人来说都是一种受到刺激时的自然反应，要管理情绪，就要先了解它们到底在表达什么信息。

- 从认知行为心理学的知识体系中总结出来的认知行为调节方法可以帮助我们从调整思维的认知角度帮助自己从生活困境当中找到解决方法，从而缓解压力，让情绪得到舒缓或者排解。

- ABC 认知分析法是一个简单、好用的思维调整工具。我们通过记录"触发事件 A"和"结果 C"来分析在这个过程中产生的"信念 B"。我们知道，并非事件直接导致结果，而是我们怎样解读这个事件，即中间的"信念 B"会影响结果。

- 了解 ABC 认知分析法后，可以让自己用更多的方法做认知干预，也就是 ABC 认知分析法中的"干预 D"。这一步的重点是，通过还原客观证据来试图佐证"信念 B"的正确性和客观性。

- 分析干预后的结果，找出"替代思维 E"，也就是更为客观和平衡的替代想法。这个想法一开始会是"信念 B"的替代，但你会发现，选择相信 B 还是 E，得到的结果 C 完全不同。这就是 ABC 认知分析法的核心功能。

- 在了解了基础的认知行为调整方法之后，我们首先开始调整的就是不正确的情绪性饮食障碍思维，包括应对回避食物的思维、调整强迫性检查与回避行为等。

- 对于回避食物的思维，我们需要调整自己认为食物"分好坏""是否有助于瘦身"等想法。因为受到情绪性饮食障碍的困扰，你所认为的对自己减肥有帮助的"好"食物很有可能未必那么健康有用，而那些"坏"食物也不一定真如自己所想，是让自己增重的罪魁祸首。重点是帮助自己学习健康平衡的膳食观念，用生活实验验证自己的观点，用以解决问题为导向的思维方式调整暴饮暴食行为，并且从营养学专家那里学习对自己有真实帮助的营养知识。

- 调整强迫性检查与回避行为包括强迫性地总是思考和身材有关的事、对身材和体重的检查与回避、强迫性的感受（如"总是感觉胖"等）。应对它们可以从觉察、记录自己的思维、行为发生的频率开始，选择一个具有执行可能的调整目标，为自己制订调整方案。针对"感觉胖"的调整，需要自己拓展对情绪的分辨能力，让更为细致的情感感受浮现出来，只有这样我们才可以帮助自己做针对性的调整，而不是用一个概括性的"胖"的感觉来进行自我否定。

- 积累以上方法后，我们开始重点改变自己的情绪性饮食障碍观念模式。这是一个更为全面、系统的改变。首先，我们要学会接纳身材、长相中不可改变的部分，为自己制定合理、客观、清晰的目标。

- 在帮助自己脱离导致情绪性饮食障碍的观念模式时，可以通过识别触发源并且进一步识别引发触发源的信号来帮助自己分别制定应对方法。

- 情绪性饮食障碍的一个重要挑战是学会管理自己的情绪。这里可以借用正念的理念，采用观察、描述、参与的方式对自己的情绪反应做客观陈述，同时通过"不评判""一次仅关注一点""用最有效的方式"来协助自己表达。

- 我们可以用四步法来完成自己的情绪调节：识别标注情绪；有效沟通；明确情绪驱动下的行为；接纳自己的情绪不等同于事实。

- 在认知行为调整情绪性饮食障碍思维的最后，还需要提醒自己提升对不适感的容忍力。低挫折耐受力就是一个人对不适和挫折承受力不高的表现。如果我们无法容忍让自己不适的感受，那么在进行情绪性饮食障碍调整的过程中很有可能会放弃。而提升低挫折耐受力的方法包括转移注意力、自我安慰、改善现状等，大家可以仔细阅读这一小节，熟悉它们的使用方法。

【我的读书笔记】

亲爱的读者，在每一章的最后，我为你留出空白的篇幅，邀请你写下对本章印象深刻的内容以及想法、困惑和建议。

第五章 ｜

改变之路：应对情绪性饮食障碍 05
的其他好用的小工具

"现在不是去想缺少什么的时候，该想一想凭现有的东西你能做什么？"

——海明威　美国作家

上一章的内容从认知调整、情绪管理两个方面为大家介绍了一套完整的针对情绪性饮食障碍的自我改变方法。这些方法由内到外，从深度清理自我负面认知到调整特定的有关情绪性饮食障碍的思维和行为。这样的改变思路是为了帮助大家不仅从表面行为的角度做出一些强制性的自我更正，更是从重塑核心认知的角度，帮助读者发展出自己内在的改变动力，这样才能令改变持续下去，真正帮助自己走向身心平衡、健康的道路。

本章中，我将补充更多实用性强的自助改变工具。它们主要用于帮助大家巩固行为习惯，建立新的生活规律与秩序。而且最为重要的是，只要我们充分发挥自己的主动资源，给予自己充分的耐心和鼓励，假以时日，利用这些自助工具一定能够让自己看到改变的成果。

5.1　自我监测表格的使用

第一个要介绍给大家的小工具就是自我监测表格。为什么自我监测这么重要呢？因为大多数情况下，人们被生活中各种障碍困住的一个重要原因是不清楚自己每天都在做什么，自己的注意力应该放到哪里，自己又是怎样在不知不觉中不断重复令自身感受到痛苦的种种想法和行为的。所以，使用自我监测表格就好像随身携带了一个监控仪，可以首先帮助自己做到"自知"。

自我监测的内容包括我们每天的进食情况、发生的有关情绪性饮食障碍的行为以及任何当下发生的与这些现象相关的想法和感受。

通过一段时间的自我监测，你会发现自己的思维和行为都不是没有规律可循的，恰好相反，当认真记录下自己每天吃的东西，你会意识到自己为了维持内心理想的自我形象而做出的行为，自己在那个当下的所思、所感产生的作用是巨大的。你会发现在那些情况下的体验让自己产生各种结论，如"我怎么这么糟""吃一点还好吧""算了，我也就这样了"等，是这些结论在驱动自己做出激发并维持情绪性饮食障碍的行为。

众多有关情绪性饮食障碍恢复的心理学研究也发现，在一开始进行自我监测的人，后续能够获得更多积极的改变，这是因为自我监测让他们拥有对自身更客观的信息。这样做虽然很不容易——因为诚实面对自己的确需要非常大的勇气，但通过一段时间的自我监测，摸清楚自己行为模式背后的思维习惯，也就为找到改变的突破点打下了基础。因此，让自己尽可能真实地还原自己的日常生活状态非常重要。一开始记录很有可能会让你感觉不习惯也不舒服，这很正常，我们可以允许自己循序渐进地完成这项记录工作。

自我监测的目的在于鼓励大家认真观察并思考究竟是怎样的想法在影响着自己进食的行为模式，让大家能够从中总结出规律。例如，如果你在记录自己的思维、行为、感受的过程中发现自己容易在否定自我的想法中被激发情绪性饮食行为，那么你可以想想看，自己可以用怎样更有效的方法来抵抗自我否定导致的冲动进食行为。又或者，你通过记录发现自己常常在晚上 10:00 以后感觉到需要吃东西，因为夜晚让独自一人的自己感觉更加孤独，而吃东西则是自己用来抵抗孤独的一种即时排解方式。这个发现可以让你考虑是否可以用其他办法替代晚上 10:00 以后的进食来缓解自己的孤独感。

当你知道自己在经历着什么、感受些什么的时候，你会发现，改变好像并非自己一开始想象的那样遥不可及，因为你知道可以在哪里做不同的选择来对自己产生不同的影响。同时，当你对自己的模式和规律越来越了解之后，你会发现自己并不是原来以为的那样，任凭糟糕的事情不断发生在自己身上，其实自己可以主动选择不再步入旧模式，为生活创造出新的可能。

5.1.1　自我监测表格模板

现在我就把自我监测表格介绍给大家。这个表格主要需要大家记录吃什么、什么时间吃、在哪里吃、是否出现暴饮暴食、是否催吐、是否使用泻药、是否进行过度锻炼以及发生这些情况时自己的想法和感受。

刚开始记录时，可能会让你更为关注有关吃的一切，这可能会暂时加重自己对食物的强迫性思维。如果你发现有这样的现象出现，可以将自己的状态进行概括性描述然后暂时停止记录，用本书前面自我安慰的一些方式帮助自己放松，待恢复心态后再考虑重新记录。在必要的情况下，可以求助有经验的心理医生来帮助自己渡过这个困难阶段。

还有，在开始使用自我监测表格之前，以下四个方面是我们需要提醒自己注意的地方：

- **诚实**：一定要提醒自己保持客观真实。人们有自动回避对自我不满的本能，因而在记录过程中很可能会"无意"忽略一些重要的信息，这样会让记录的质量不佳，无法早日帮助自己找到可以突破和改变的地方，反而会延长整个过程。

- **实时记录**：不要让自己等到一天都结束了再开始凭借自己的记忆去记录，这样的情况也可能会造成记录的信息质量不佳，因为人们的记忆很容易出错，而且一天当中发生的事情那么多，这样也很容易冲击记忆力的极限。同时，如果的确发生了暴饮暴食等行为，也需要在当下尽力感受自己的所思所感，这样记录下来的信息才更有参考价值。

- **随身携带自我监测表格**：如果因为没有携带表格而不能记录，也会令记录中断。值得庆幸的是，现在大家的智能化设备完全可以随时携带，大家可以用自己的手机、平板电脑等来完成记录工作。不过，如果你习惯用手写的方式来做记录，完全可以为自己准备一个方便携带的记录本，使用本书附带的表格帮助自己一步步完成自我监测。

- **不用记录热量值（卡路里）**：自我监测的目的主要是分析我们的心理障碍，不是用来做科学调整和控制的，因此，在记录表格的时候不需要记录自己所吃食物的卡路里值。

一旦你开始明确自己需要用什么态度来对待自我监测，你会意识到，记录的目的不是单纯地记录自己一天生活的流水账，它的实际用处是帮助自己理解"我在做什么、我为什么要这样做"。

以下是自我监测表格的使用说明，你可以通读一遍再开始自己的记录：

◆ **日期**：标注清楚完整的记录日期，每天用一张表格。

◆ **时间**：把开始记录的时间抄录下来。

◆ **食物的摄入**：可以用类别来记录，如果汁类、酒精类、水果等。

◆ **地点**：吃东西的地点要描述清楚。例如，你通常在家里客厅的沙发上吃东西，那就标注"家里客厅的沙发上"，而不要仅仅写"家里"。

◆ **暴饮暴食**：无论吃的是零食还是正餐，都可以记录下来，将暴饮暴食状态用"*"来标注。

◆ **催吐**：如果有催吐行为，可以用字母"V"来表示，V是"呕吐"的英文单词vomit的首字母。

◆ **使用泻药**：如果出现使用泻药的行为，可以用字母"L"来表示，L是"泻药"的英文单词laxative的首字母。

◆ **过度锻炼**：如果你出现过度锻炼的情况，记录下来自己锻炼的项目。

◆ **事件/感受/想法**：记录以上所有内容时要留意自己做出这些行为前是否发生触发事件，自己有什么想法，自己的感受又是怎样的。

自我监测记录表

星期：_____　　　　　　日期：_____

时间	进食食物或者出现过度锻炼行为	地点	是否暴饮暴食（*）	催吐（V）/泻药（L）	触发事件/想法/感受

自我监测记录表（示例）

星期：＿＿＿＿＿＿＿＿＿＿　　　　　　　　日期：＿＿＿＿＿＿＿＿＿＿

时间	进食食物或者出现过度锻炼行为	地点	是否暴饮暴食（*）	催吐(V)/泻药(L)	触发事件 / 想法 / 感受
8:00	一杯豆浆＋两个包子	办公室楼下早餐铺			上班要迟到了，肚子饿，需要吃东西 / 豆浆会不会让我变胖？ / 有点不确定感
9:00	一杯咖啡	办公室			感觉累，想提神 / 喝黑咖啡可以减肥 / 享受
12:00	两个苹果	办公室			用自己带的苹果当作午餐 / 没吃热量高的食品，不会胖 / 放心
15:00	一杯咖啡	办公室			累了，有点饿 / 不要去想自己饿 / 烦躁
16:20	一块巧克力蛋糕	楼下星巴克		V	胃里紧缩，不舒服 / 吃个想吃的，吃了之后很自责，觉得自己没用，管不住自己 / 沮丧、难过
18:00	一杯水	办公室			无精打采的，想要下班 / 好难受，为什么我让自己过着人不人、鬼不鬼的日子？ / 对自己感到愤怒
18:30	上跑步机	楼下健身房			那块巧克力蛋糕让我感觉自己是罪恶的，要通过锻炼来平衡一下心态 / 负罪感、疲劳感
19:30	一碗蔬菜鸡蛋面，一个火龙果	家里沙发上		L	太饿了，把面汤都喝掉了 / 我这么胖还吃这么多 / 无奈、恐惧长胖 这个感觉又促使我用泻药了 / 拉肚子时似乎有点放心感，但是身体很难受 / 自责、放松

时间	进食食物或者出现过度锻炼行为	地点	是否暴饮暴食（*）	催吐(V)泻药(L)	触发事件 / 想法 / 感受
22:00	半杯牛奶	卧室			还是早点睡，但是胃有点难受，喝一点牛奶，不能喝多了 / 对自己无奈，怎么就不能不吃呢 / 无奈、难过，恐惧明天会暴饮暴食

5.1.2 学会记录并分析基础线数据

清楚自我监测表格是什么以及该怎样使用之后，我们就要开始准备自己的记录啦！在开始这项任务之前，我们也需要考虑一下怎样将它结合到自己的生活中去，给自己规划一下可行的方式。例如，你想用平板电脑记录的话，是否方便随时携带？如果不方便，那么换手机来记录的话，是否会因屏幕太小而影响操作？如果这些都是问题，可以试试能放进口袋的小记录本。但是如果你感觉写下来的东西自己不好做分析，也可以看看是否有 APP 可以帮助自己做文字转换输入。总之，我们在一开始就将可能会遇到的问题想好解决方式，这样在记录开始后，就不会出现给后续的分析步骤出难题的情况。当然，如果能适应电子设备的输入方式，后续工作可能会更少。

我们还需要考虑自己的生活中可能出现的情况会怎样影响自己的记录。例如，在参加家庭聚会的时候，自己怎么确保能够坚持记录？是否需要在聚餐快要结束的时候，找到合适的地方（比如酒店里的嘉宾休息室或补妆室，或者在大堂一角没有熟悉的人会打扰自己的地方）来完成记录？

【思考练习】

请花几分钟想一想，自我监测表格要怎样进行才能最大限度地保障它可以顺利实施下去。请把想法写下来：

_____

_____

_____。

一旦开始记录，我们需要确保自己可以连续进行至少一周。开始时，仅仅将自己当前的饮食习惯记录下来，不必做出任何调整，这是为了让自己清楚当下的进食情况、进食习惯等。它就是你的基础线数据。有了它作为参考依据，我们在未来的调整计划实施后才能看到自己的改变。

记录你的基础线数据

刚刚解释道，基础线数据就是客观了解自己当前的进食状况，不需要做任何调整。如果出现暴饮暴食、催吐，或者使用泻药等行为，都可以在自我监测表格中记录下来。不必一定要从周一或者一个月的第一天开始，任何时候开始都可以。

每天都使用一张全新的表格。当你记录完一周后，可以花一些时间来分析自己记录下来的信息。

分析你的基础线数据

把你一周以来的记录打开，观察一下你是否能发现其中的任何规律性行为和现象。例如，在固定的地方进食，在某些刺激下容易暴饮暴食、催吐或者用泻药，吃特定的食物容易暴饮暴食，容易在特定情绪刺激下产生相同的行为，等等。可以试着把自己观察到的东西写下来：

＿＿＿＿＿＿＿＿＿＿＿＿＿＿＿＿＿＿＿＿＿＿＿＿＿

＿＿＿＿＿＿＿＿＿＿＿＿＿＿＿＿＿＿＿＿＿＿＿＿＿

＿＿＿＿＿＿＿＿＿＿＿＿＿＿＿＿＿＿＿＿＿＿＿＿。

有了这项准备工作后，我们就可以开始调整健康饮食习惯了。我会在后面的内容中进行阐述。

5.1.3 暴饮暴食到底指的是吃多少？

在开始讲述怎样才是正常的进食状态和饮食安排之前，我们还要明确一个定义——暴饮暴食究竟是怎样的饮食习惯？当你在记录基础线数据时，可以参考这个定义来确认自己是否出现了暴饮暴食现象。

暴饮暴食应具备以下两个条件：

（1）进食的数量应符合：

• 与和自己各方面条件相似的人相比，自己进食的数量远远高出他们的。
• 在2小时以内吃完这些数量的食物。

（2）在进食过程中感受到自己的行为不受控制，也就是说即便你意识到这样做很糟糕，也很想停下来，可是你控制不了自己。

事实上，许多吃播博主就是在展示暴饮暴食，如果你感觉自己的进食情况与上述条件相似，就可以记录发生了暴饮暴食。

5.2 正常饮食与正确测量体重

正常饮食的概念对于被情绪性饮食障碍困扰的人群来说非常重

要。因为在情绪性饮食障碍思维和行为的影响下，人们的进食状态很可能是混乱、毫无规律的，也不知道这种无序性会给自己带来怎样的伤害。但是与此同时，当自己开始希望调整自己的进食情况时，却发现存在非常多的有关健康饮食的建议，让自己不知道从何处下手。现在，我们就将经过科学论证的关于正常饮食的知识分享给大家，让大家可以有参考的标准。

5.2.1 正常饮食

5.2.1.1 规律性饮食

简单来说，规律性饮食是指每餐间隔时间在 3 小时左右。同时，我们需要安排 3 份正餐加上 2~3 份的零食加餐，具体来说就是：

- 早餐（正餐）
- 早茶（零食）
- 午餐（正餐）
- 下午茶（零食）
- 晚餐（正餐）
- 晚间加餐（如果晚餐吃得太早或者没吃饱，零食）

5.2.1.2 规律性饮食为什么那么重要？

建立规律性饮食习惯对于最终克服情绪性饮食障碍来说是最基础的条件。一旦规律饮食的习惯建立起来，会给改变饮食习惯的其他方面带来积极的效果。规律性饮食的目标在于最终能够帮助自己建立起健康的进食习惯。

第一步的改变就是让自己习惯规律性进食。这个目标并不像听起来那么简单，因为我们当中很多人都更习惯于跳过应该吃东西的时间，因其他似乎"更重要的"事情而把好好吃饭这件事不断推后。而且，大部分人认为，少吃一两顿算什么呢？不过，如果你曾经养过花草，恐怕就能明白一个简单的道理——生命有它自己的自然规律。例如，如果你养了虎皮兰，你不知道它的习性，兴冲冲地抱了一盆放到家里，自以为正确地每天给它浇水，可能过不了多久，它就变得了无生气，蔫头耷脑了。如果你还是不去了解虎皮兰的生存条件、生活规律，那么它可能很快就会烂根死去。但是没能成功养活这盆花，让你理解到虎皮兰是不能过度浇水的，它只需要通风、散光和适度的土壤湿度。

同样的道理，我们就像植物一样，需要在理解自己生长规律的条件下合理地、及时给予自己滋养。而得益于现代医学研究知识，营养学家知道，可以通过及时和适当地补充营养来帮助自己的身体达到更好的新陈代谢效果，从而促进身体健康，而大概间隔3~4小时补充一些能量就是很有效的办法。它可以提高自己的注意力，维持血液中的糖分水平，也会有效避免头晕眼花和情绪上的烦躁感。

规律性饮食可以给大家建立起来一个习惯，让它首先成为自己生活中很自然会发生的一部分。一旦这个习惯建立好，你会发现自己的身体会自动适应每3~4小时补充进食，身体会自动发出信号来提醒你，不再需要你定闹钟或者借外界帮助来执行它。之后，我们可以在习惯的过程中调整进食。

显而易见的是，规律性饮食也是用来调整不规律进食的有力工具。我们已经知道，对于产生情绪性饮食障碍的人来说，虽然自己的头脑中经常出现和食物相关的各种想法和信息，但是他们的进食习惯通常又是极不稳定、不规律的。推迟进食或者一看到食物就不假思索地吃，都是情绪性饮食障碍人群会遇到的困难，与不了解自己的身体结构和新陈代谢规律有很大关系，他们就像不停给虎皮兰浇水的养花人。而当你开始明白自己需要建立起饮食规律的时候，你会有效地避免身体出现饥饿感，因而也会有效减少暴饮暴食的行为。

我们知道，情绪性饮食障碍会促使人们用极端的饮食规则控制自己。其中就包括规定自己"什么时候吃"，如有的人会规定自己下午 5:00 以后不再进食或者规定自己一天只吃一顿饭。这样的饮食规则会导致自己的身体因感受到饥饿而更容易发出希望进食的信号，如果此时强制性地不让自己的生理需求得到满足，就容易导致"饥饿症"，也就是逐渐不再感受到饿，身体进入能量贮存模式，但此时整个身体都在缓慢地被饥饿折磨，会导致自身健康迅速恶化。如果此时自己因受不了饥饿而让身体得到满足，也会容易发生暴饮暴食。通过这些提醒，我想读者已经明白建立规律性饮食习惯的重要性了。

你对规律性饮食的看法是什么？试着把自己的想法写下来。

_____

_____。

5.2.1.3 怎样正常吃饭?

我们已经知道，目前的首要任务是建立规律性饮食习惯。我们需要做的就是用自我监测表格试着把规律性饮食的时间进行调整。

在制订自己的规律性饮食计划时，可以考虑以下指导方向：

- 重视规律性饮食。如果出现"没那么重要吧，偶尔不坚持也没问题"这类的想法，可以和自己对话，让自己明白，虽然我们并不是强制性要求自己一定要做到，但是可以明确地和自己心里这种想轻视规律性饮食的声音进行讨论，从内心再次确认自己的方向感。

- 对饮食进行规划。你可以对正餐和零食的吃法进行一定的规划。例如，自己的包里可以放一些零食，用于正餐中间的加餐；把自己平常会吃的东西罗列成一个表单，便于自己从中选择。

- 可以吃自己喜欢吃的东西。在这个阶段，调整饮食内容不是要点。所以，可以安排自己喜欢吃的东西作为正餐和零食，但要适当调整吃的量，防止如果自己喜欢吃的的确是垃圾食品，会因为吃的频率和数量的增加而影响健康。

- 尽力避免采用催吐或者使用泻药的方式来控制饮食。既然目前不调整吃的内容，也就意味着它容易触发自己内心的负疚和自责，容易导致通过催吐或使用泻药来快速处理自己吃下去的食物。我想大家已经明白这样做的坏处了。所以，我们此时要尽力避免使用这些伤害自己的方式。如果你希望通过健身的方式来调整，可以允许自己"适度"锻炼。

- 不要跳过正餐或者零食加餐。这条作为第一条的补充，需要及时提醒自己。因为一旦工作或者生活中的忙碌向自己袭来，你可能会很容易就忘记自己的规律性饮食计划。这个阶段，如果必要，可以通过定闹钟或者请家人、朋友帮忙提醒来协助自己过渡。

- 两餐之间尽量不要超过 4 个小时。在两餐之间不要再吃任何东西。如果自己已经在尝试建立规律性饮食的习惯了，在两餐之间再吃东西，就像牧场中的牛羊一样，它们的进食习惯是只要有食物就吃，不同的是，它们的身体构造和生活习性可以支持这个特点。如果人类也看到食物就吃，我们的身体构造和生活习惯是无法顺利地将这些过度摄入的食物代谢出去的，会导致肥胖。同时，如果食物刺激让你感受到饿，也需要客观对待它，分析一下自己的规律性饮食计划是不是对自己的身体条件不是很适合？你最好咨询一下营养科医生，在对自己进行全面检查的基础上制订更合适的饮食计划。总之，我们的目标是打造出适合自己身体特点的规律性饮食计划。

- 不放弃。这个过程可能会困难重重，这很正常。和自己待在一起，鼓励自己，一步步来，哪怕需要重新出发也没关系。允许自己耐心坚持。只要有意愿和行动力，建立习惯只是时间问题。

在进行这个尝试的过程中，你很可能非常担心自己会因规律性饮食而迅速增重，这个担心是可以理解的，不过从科学研究的数据中所体现的结论来看，如果你的体重属于正常的范围，规律性饮食会让你的体重变化不大。这是因为规律性饮食有效地避免了暴饮暴食，从而让身体更容易保持在一个平衡的状态。如果体重不达标，那么你有可能会看到自己的体重有些许增长，这也体现了我们提到的身体自然的平衡调节能力。

5.2.1.4　规律性饮食计划

接着我们就一起来看看怎样做出一个规律性饮食计划。同样的，我们需要考虑的是怎样让这个计划在你生活中的可行性变得高。这就需要我们非常了解自己的生活状态。我们可以用之前记录的自我监测信息对此做出分析和总结。可以看看在一周的记录中，自己大体的活动范围都在哪里？有哪些必须要做的事情，又有哪些可能会做但是发生频率不高的事情？这些情况会如何影响自己的规律饮食计划呢？例如，通过记录你发现自己在中午 12:00 这个时间段总会有各种公司组织的小组会议，确实很难走开。这样自己的吃饭时间会经常性地推迟一个小时，那么在制订规律饮食计划的时候就需要考虑到自己的午餐时间一般会在下午 1:00 左右而不是中午 12:00，这样再倒推着安排其他进食时间。按照规律饮食计划，你应该在下午 4:00 左右吃下午茶，然后在晚上 7:00 左右吃晚餐，而如果你经常加班，这个计划很可能会执行得比较困难。这样的情况下，我们可以事先准备好喜欢的零食，并且尽量自带晚餐或者点外卖以保障自己晚上 7:00 左右的正餐不被干扰。如果晚上 7:00 实在无法认真吃晚餐，也可以让自己至少吃一些有营养的食品，然后等晚上回到家里再适度加一些容易消化的食物。

我们来看看这个规律性饮食计划表可能会是怎样的？

规律性饮食计划表（示例）

正餐 / 零食加餐	地点	时间	饮食计划
早餐	清晨起床	07:00	两个水煮蛋＼一片面包＼一杯咖啡
早茶	一般在公司	10:30	一个可颂（牛角包）＼一杯拿铁
午餐	一般在公司	13:00	麻婆豆腐饭＼海带汤
下午茶	一般在公司	16:00	自己带的巧克力饼干＼一杯咖啡
晚餐	在公司加班	19:00	三明治＼一杯奶茶
晚间加餐	到家里了	21:30	烤吐司＼一杯热牛奶

做这个计划表时，要记得不能太过于纠结是否准时执行这个计划，我们提出的观点是要让自己努力建立起规律，而不是在时间的准确度上卡死。如果自己的计划有些许被干扰的可能，试着在尽可能对自己的计划影响最小的情况下进行适度的调整。我把这个简单的规律性饮食计划表的模板分享给大家，请大家用它来帮助自己建立起规律性饮食习惯。

规律性饮食计划表

正餐/零食加餐	地点	时间	饮食计划
早餐			
早茶			
午餐			
下午茶			
晚餐			
晚间加餐			

5.2.2　怎样正确测量体重

在努力做出改变的过程中，我们要理解自己还是会对自己的体重出现过度关注甚至焦虑的可能。之前我们提到，开始恢复规律性饮食习惯之后，许多人会担心自己的体重会不受控制地飙升。这些都是可以理解的，毕竟自己在自我编织的认知模式——只要我少吃并且竭尽全力地燃烧热量，我总能瘦下来的——影响下，已经将"这个方法能让自己快速瘦下来"变成拯救自己人生的信念，因此，自己当然无法抵御它的诱惑力。

当你决定拿起这本书，开始系统、科学地了解有关健康减重的理念时，你可能意识到了自己原来认为的"捷径"不仅不能帮助自己达到理想的目标，反而会给自己的人生带来极大的痛苦和更多麻烦，但你恐怕依然很难立刻将过去产生的种种担心马上去除。因而，担心体重变化在建立规律性饮食习惯的过程中是不可避免的。

既然不可避免，我们就来科学地面对！之前我们简单说明过，对于一个体重在正常范围内的人来说，建立规律性饮食习惯会让他的体重有些许程度的浮动，一般在 1 千克左右。有人减轻体重，是因为规律性饮食有效避免了暴饮暴食等不健康饮食习惯的发生。而对于神经性厌食症人群来说，自己的体重的确会有一定程度的恢复，这会让他们很难适应，因此，我建议你在专业心理治疗师的指导和帮助下逐步过渡这个时期。

不过，我们还是要再次强调，在情绪性饮食障碍恢复期，我们的首要目标是调整自己在饮食概念中不科学、不健康的思维和行为，而并非减重！也就是说，任何希望在科学范围内的减重计划，都会在我们做好心理调整之后再开始。接着我们就来谈谈如何正确测量体重。

我们知道，被情绪性饮食障碍困扰的人群在测量体重时常常会出现两种极端现象：频繁地测量体重或者完全回避和体重相关的任何信息。频繁测量体重肯定是不科学的，因为它会误导自己，认为自己体重的增加和减少都和自己正在做的事情有关，同时也会让自己的脑海中不停浮现和体重相关的想法。

但事实上，人的体重在一天当中会有 2~3 千克的浮动变化。而且，在测量体重时，测量结果会受到很多客观因素的影响。例如：

- 是否吃过东西、饮水或喝过饮料。
- 身体是否存在缺水现象。
- 如果是女性，自己是否处于生理期。
- 泌尿系统的功能是否正常。
- 室温的高低以及湿度水平是否适中。

所以，当你测量体重的时候，你看到的结果无法代表任意时段的自己，它只代表你测量的那个时刻自己的体重。如果你不断地测量体重，那么就可能导致你胡乱归因，反而影响自己的生活。

借助医学上的观点，医生在观察患者的健康记录时，会看患者一段时间以来的体重变化。我们也可以用这个更为科学和客观的方式来看待自己的体重。当回答自己的体重是多少时，可以在进行一段时间观察后，说"我的体重在55千克和58千克之间"。

作为指导意见，一般的建议是大家可以尝试一周测量一次体重，每次都选择在同一天的同一个时段、使用同一个体重秤，以及穿着几乎相同的衣服来测量。既然现在做的一切主要是为了恢复心理状态，而不是减重，那么又为什么还要测量体重呢？这样做的意义是什么？

测量体重对于从情绪性饮食障碍中恢复是非常重要的，这是因为：

- 不管我们怎样说、怎么想，体重这个话题对情绪性饮食障碍人群来说都是不可避免的。越不去谈，越会激发更多由体重引发的不确定性，从而影响心理调整。
- 在改变饮食习惯的过程中，我们也需要了解自己身体的变化，需要有客观的认知而不是在焦虑中猜测。
- 我们依然可以用体重的变化作为参数，从此跟踪自己改变过程中采用的各种方法的效果。

当你开始采用每周一次的体重测量方式后，经过一段时间你可以看到自己体重的变化规律。不过要提醒自己，不要让自己在一周当中多次测量，以免触发过去的强迫行为，影响恢复的进程。

下面的体重追踪表可以用来帮助自己记录测量结果。首先要从BMI计算入手，大家还记得吗？在本书第一章，我和大家分享了BMI的正确计算方式。这个计算公式是：

$$BMI = 体重（千克）÷ 身高（米）的平方$$

比如一位女士体重是 55 千克，身高是 1.67 米，那么她的 BMI 就是 19.72[55 ÷（1.67×1.67）]。

下面我们就把完成表格的步骤说明一下：

（1）表格需要符合自己的 BMI 阈值，如果你是一位 1.70 米高的女性，那么你的健康体重范围大概在 58 千克和 72 千克之间。你可以用它来作为参考，确定自己的体重阈值。如果你的体重偏轻，就从最低点开始浮动 3 千克左右；如果你的体重偏重，就从最高点开始浮动 3 千克左右。

（2）把初始体重记录在表格左侧，用 × 号标记，并且将初始体重用 * 号标记。

（3）把自己的 BMI 值填写在体重值旁。

（4）把健康的 BMI 值对应的范围填写在相应的体重值旁。

（5）每周测量，观察自己的体重变化特点。

体重追踪表

体重／千克	BMI							

体重 / 千克	BMI									
次数	1	2	3	4	5	6	7	8	9	10
日期										

体重追踪表（示例）

体重 / 千克	BMI									
76										
75					X					
74		X					X	X		
73*	X 25.26				X				X	X
72	24.91		X	X						
71										
70										
69										
68										
67										
66										
65										
64										
63										
62										

体重/千克	BMI									
61										
60										
59										
58	20.07									
57										
56										
55										
次数	1	2	3	4	5	6	7	8	9	10
日期	4/18	4/25	5/2	5/9	5/16	5/23	5/30	6/6	6/13	6/20

5.3 不同症状的应对方法

最后，我们针对性地讨论一些应对常见的情绪性饮食障碍症状的方法，包括怎样应对暴饮暴食、催吐以及过度锻炼。

5.3.1 应对暴饮暴食

我们已经知道暴饮暴食的定义，即在 2 个小时内吃比正常情况下和自身条件相当的人多出很多的食物，而且在吃的过程中感觉不受自己意识的控制；同时，在吃的过程中或者暴饮暴食之后，往往感觉羞愧和自责，也正因如此，暴饮暴食通常发生在很私密的场所（当然，吃播博主由于得到关注和物质激励这些正反馈，会公开展示暴饮暴食，这与情绪性饮食障碍中发生的暴饮暴食所触发的心理机制是不同的）。如果暴饮暴食者是与室友或者家人合住的，可能会在将冰箱、厨房里的食物吃光后，非常及时地去补充同等数量的食物，以免被人发现自己的暴饮暴食行为。因为他会非常在意别人会怎样通过评价自己的行为而评价自己。

不过，"大量"食物的形容方式确实有主观判断的色彩，它常常是一种感受，未必有很明确、稳定的评判标准。虽然我们定义暴饮暴食的食量会用和自己条件差不多的人来做参考，不过，我们也必须承认，这个判断标准有时不好掌握。比如，和自己条件差不多的人早餐一般会吃两片面包，那么你吃了四片面包算不算大量？这时，我们就要考虑吃的人的感受，从自己是否不想吃了但是不受控这个角度来判断是否吃得过量了。如果你觉得在吃第三片面包的时候已经感觉不饿了，可是还是停不下来，而且吃完了又接着吃了一片，那么你可以说自己在过量进食，虽然它很可能不满足"大量"的标准，但是因为吃的过程中你不是在享受食物、抵抗饥饿，而是因为自己的情绪性饮食障碍绑架了自我意志，让自己无法正常进食，这样的情况也算是发生了暴饮暴食。当然，如果你将一整袋面包都吃了下去，那显然是在"大量"进食了。

通常情况下，有两个重要原因会导致人们暴饮暴食：

- 饥饿感的刺激作用。
- 用食物来抵抗不良情绪对自己的影响。

我们主要来谈谈生理性的原因——饥饿感对暴饮暴食的影响。用食物应对不良情绪的问题我们之前在情绪与情绪性饮食障碍的相关章节中已经做了阐述。

我们知道，在许多不幸被情绪性饮食障碍困扰的人群中，一个重要的激发情绪性饮食障碍的核心原因是人们的低自尊思维、低价值感导致对自身不满，因而会希望通过控制体重、外貌来获得更多认同。在体重控制开始后，不科学的减重方法很容易激发身体的饥饿感，但是由于自己的大脑给身体下命令要压抑饥饿感，因而会导致在过度压抑之下的反弹——暴饮暴食。之后，由于羞愧和自责，自己又会使用其他极端方式排出吃下的东西，以获得暂时的安慰。但是，这样的循环无法破除，饥饿感依然会刺激暴饮暴食的发生。那么，在饥饿感刺激下发生的暴饮暴食又要怎样来科学破除呢？

5.3.1.1 处理饮食控制行为

最为重要的一件事是，我们要帮助自己打破"饥饿感导致想吃—吃起来无法控制—陷入自责、羞愧—停止进食—再由饥饿感诱发暴饮暴食"这个循环。而打破循环的方法我们在前面有关怎样应对食物回避思维和行为中已经谈到了。这里需要再次强调的是，人们压抑自己饥饿感的本质是相信"挺住了不要吃，就会让体重降下来，自己就会获得更为理想的外貌，更为理想的人生"。从根本上讲，这个想法的本意是希望找到一条捷径让自己快速实现获得幸福人生的理想。不过，这个想法经不起现实检验，因为它本就违反自然规律：饥饿感会促使自己获取能量，供给自身继续生长。这种违背自然规律的方法当然会让自己碰壁。所以说，打破饥饿感引发的暴饮暴食循环的核心是恢复正常饮食规律。利用我们从本书中学习到的正常饮食的知识把健康饮食习惯建立起来，我们的身体自然不会那么容易感觉饿了，这样也就从根本上解决了刺激源。

5.3.1.2 处理暴饮暴食行为本身

在与受情绪性饮食障碍困扰的来访者合作的过程中，我也常常发现，即便在咨询的过程中来访者理解了科学饮食的道理，可是到了现实生活里，他们还是会偶尔发生暴饮暴食的行为。例如，刚刚完成一个重要项目的工作，回到家里放松下来的感觉立刻刺激自己产生吃东西的欲望，于是走到厨房，打开冰箱，拿出来中午剩下的蛋糕（虽然这个蛋糕是自己计划用 3 天吃完的），一口气吃完了它。一旦如此，来访者往往会陷入更深的恐惧、羞愧和自责之中，认为自己无可救药，"明明在心理医生指导下已经恢复正常饮食的规律了，怎么还会不受控制地暴饮暴食呢"。此时，也会有来访者怀疑心理医生的解释根本不对，开始埋怨他。

其实，这样的情况当然会发生，其原因就是习惯的力量。要知道，我们和自己的身体通过日常的种种活动进行互动。这些活动中有极大一部分是在以"下意识"的方式完成的。就像呼吸，你不一定总会意识到自己在呼吸，可是每个人的呼吸方式其实都有细微的不同。有人呼吸快、浅，有人呼吸慢、深，等等。这些习惯的养成可能会有先天遗传和后天环境影响的双重因素。前者对人们的影响深入骨髓，改变难度极大，后者虽然能够通过训练进行改变，其过程也依然漫长而困难。所以说，我们要理解长久、稳定改变的发生不是一种即刻产生的现象，允许过去的一些老习惯在自己没有注意的时候"冒出来"，不过，一旦自己意识到它，只需要重新调整方向，坚持走在建立新习惯的路上，自然而然的，旧习惯总有一天会在不知不觉中消弭不见。

而针对暴饮暴食行为本身，我们也同样可以用之前学习到的一些方法来应对。例如：

（1）运用正念的方式"暴饮暴食"

◆ 要知道，许多暴饮暴食的发生都像是走一个吃东西的过场，人们吃得又快又多，似乎在很短的时间内往身体里倒进去很多东西让自己产生"我拥有了这些食物"的感觉。但是，这样索取式的吃法就好像在大卖场里疯狂抢东西一样，让自己的"吃"重量而不重质！如果自己确实还没办法让已经形成习惯的暴饮暴食完全消除，那么可以采用正念进食方式，在暴饮暴食的时候刻意放慢速度，认真感受自己吃下去的每一口食物。这就好比你开始有意识地在吃的过程中做选择，知道自己为什么吃这个东西，而不再是毫无感觉地完成吃的动作。一旦开始这样做，你很可能会发现自己自然地慢慢吃得少了。具体可以参考以下两个方法来完成正念式的暴饮暴食。

- 第一，把自己打算吃掉的食物全部放到容器里，摆在自己面前（如果是点的外卖，就把它们全部打开，不要吃完一盒再拿下一盒）。这样做的原因是让自己充分调动视觉去觉知自己将要吃下去的食物究竟是什么、有多少。比如你从一个饼干桶里一块一块地拿饼干吃，是很难感受到自己究竟吃了多少的，也因为这个原因，许多有暴饮暴食倾向的来访者会告诉我，自己常常在不知不觉中就吃掉了一桶饼干。如果你爱吃肯德基的炸鸡，同样也不要捧着它们的全家桶直接吃，可以把这一桶炸鸡平铺在一个大盘子里，放到自己面前，再开始吃。

- 第二，要全心全意地关注着自己正在吃的食物。每吃一口，尽可能去观察和感受这个食物让自己感知到的所有信息。比如，你正在吃黑巧克力，可以观察自己在看到它的颜色时的想法和感受，拿着它靠近嘴巴的时候，自己闻到的味道是怎样的。对自己产生了怎样的影响？吃进嘴巴后，感受它和舌头、上颚等接触时的感触，感受它味道的变化，等等。试着听自己吃它的声音，这些会让你想到什么？感受到什么？有时你可能会突然发现，自己从来都不知道它的甜度其实挺高的，硬度是自己之前没有感受到的，等等。同时，在慢慢感受着吃的时候，每吃完一块巧克力，就感觉一下自己下一步想做什么？你是否想试试吃别的什么？或者只是感觉今天吃够啦，不用再惦记着其他食物了。

（2）有意识地延迟自己暴饮暴食的开始

◆ 第二个能够有效调整暴饮暴食的方法就是让自己有意识地延迟自己开始暴饮暴食的时间。这个方法同样首先基于我们不再让自己指责自己的暴饮暴食行为，因为我们知道对自身横加指责只能让自己的心理压力更大。相反，让自己试试因势利导的方法——既然是要暴饮暴食的，那么不如就试试一点点地放慢速度，延迟它的开始。要知道，如果我们不对它进行有意识地延迟，自己吃的欲望一上来就立刻满足自己的话，我们会在无意识中让身体熟悉这样的条件反射。一旦条件反射建立起来，一切的行动都好像是有了自己的轨道一样，这样就会让自己感到不受控的恐惧感。所以，有意识地练习延迟，哪怕从30秒的延迟开始练习都可以，坚持下来，慢慢地将30秒变成1分钟、5分钟、10分钟、15分钟……这一点点的变化会让自己重获掌控自我的感觉。

5.3.2　应对清除行为

应对暴饮暴食本身就是一个挑战，不过，暴饮暴食导致的副作用——用清除行为（催吐、使用泻药和利尿剂等）平衡摄入的热量更是一个需要我们面对和解决的大麻烦！虽然我们能理解暴饮暴食者希望通过一个快速的方法把自己吃进去的东西尽快排出来，降低自己在吃了大量食物后产生的长胖的恐惧感，但这种方式是不可取的。也就是说，你在用各种清除行为减少留存在身体里的热量的同时，也会消耗自己依托生命的身体，这样瘦下来的意义又是什么呢？下面我们就来谈谈针对清除行为的调整。

5.3.2.1　应对清除行为带来的脱水现象

让我们首先清楚一个事实：任何清除行为都会导致身体脱水。我们知道，人的身体中含有大量的水分，一旦脱水，其危害是巨大的。例如，身体会出现电解质紊乱，而电解质对生命延续极为重要，因为它会影响心脏正常功能的发挥。电解质紊乱还会导致眩晕、心律不齐，严重时会导致死亡。还有，当身体处于脱水状态时，会通过自然调节来保留水分，这样一来，你反而会感到"水肿"，甚至有的人会发现自己的关节处浮肿，这些都是由清除行为导致的失水而引起的，一旦停止这些行为，这种现象也会消失。

而当你进行清除行为时，身体会快速脱水，此时如果测量体重，你的确有可能发现自己变轻了。不过，这种"轻"恐怕不能维持太久，因为身体机能还是需要水分来继续维持的，所以一旦补充水分，因脱水而减轻的重量就会恢复回来。但是，请记得，水分补充回来并不是让你变胖了，而是你的身体必须有这些水分才能工作！所以说，应对清除行为带来的脱水现象的方法是：记得喝水。如果你正在调整情绪性饮食障碍的行为过程当中，且偶尔还会发生催吐、使用泻药或者利尿剂等这些行为，那么记得提醒自己在完成这些行为后及时喝水。

5.3.2.2　应对催吐行为

进行催吐行为的情绪性饮食障碍人群通常深信，自己能将吃下去的热量通过呕吐的方式高效率地排出体外。但是事实是不是这样的呢？通过严谨的医学研究发现，身体对食物中的热量和营养物质的吸收在我们的身体接触到食物的那一刻就开始了。通过口腔的咀嚼、食道的吸收等，人们已经将吃下去的食物当中40%~75%的营养和热量输送给了身体，等食物到达胃部，剩余的热量也只有不足一半。由此可见，用呕吐的方式减少热量摄入，本身就不是很有效率的方法。不过，由于许多被情绪性饮食障碍困扰的人们并没有认真地去了解这方面的科学知识，所以自己的错误认知会引导自己不断采用这种低效率、甚至对身体有极大害处的行为。

如果回忆一下，你可能会意识到，这个在暴饮暴食后采用催吐方式缓解自己焦虑情绪、排除摄入热量的习惯也是一步步养成的。通常情况下，用呕吐作为平衡手段很可能不是人们的第一选择，因为呕吐的过程并不会让人很享受。你可能会因为一个偶然的事件（如过度饮酒后呕吐，或者吃坏了肚子导致呕吐等），或者听朋友说自己的经验（如一个在使用不健康方式减肥的朋友告诉你呕吐很有效），抑或是从新闻媒体中看到有关这类事情的消息等，得知自己可以使用这样的方法来减重。一开始，呕吐的过程的确会让人很难接受，难闻的味道、视觉上令人不适的冲击都会让人对这种行为很排斥，尤其是呕吐时胃里翻滚的感受以及胃酸倒流对食道的刺激等都会让人对这种体验退避三舍。因此，一开始尝试用呕吐排除热量时，人们往往会在心里告诉自己"再也不受这个罪了"。但当过度进食的情况再次发生时，你可能会告诉自己"再用一次"，因为它看起来似乎是一个快速缓解焦虑的办法。之后，暴饮暴食还是会发生，而这个"再用一次"也会变得越用越熟练。

逐渐地，你可能会发现自己可以适应呕吐过程中的一切感受了，味道、视觉刺激和负面的生理刺激都不会再让自己产生回避呕吐的行为。而且，随着自己的熟练度提高——呕吐之后收拾一下卫生间，整理一下仪容再出去见朋友——心里也变得越来越没有负担。感觉自己似乎可以吃下去那些自己喜欢的东西，或者是仅仅靠吃大量食物来安慰自己情绪也是可以的，反正可以用催吐的方法把它们都吐出来。

不过，当你把催吐当作应对暴饮暴食的有力武器时，你不知道的是，它不仅无法像自己想象的那样有效地帮助自己把吃下去的热量排出身体，还会对健康产生更大的伤害。前面有提到，催吐会导致身体脱水、体内电解质紊乱。它还会让你的唾液腺体肿大，造成食道撕裂和出血，让消化系统的功能紊乱，并且会腐蚀牙齿的珐琅层。要知道这些伤害并非如你感觉的只是小事，如食道的撕裂伤口，如果不处理，食物可能会从伤口进入肺部，严重的话也会危及生命。如果你发现自己的呕吐物中带血，一定要及时去看医生，进行详细的检查后再做其他打算。同时，经常催吐也会让一个人出现胃酸返流、胃灼热以及腹胀等症状；拉肚子或者便秘也是常见的症状。最后，经常催吐让牙齿的珐琅层损毁后不仅在视觉上很不美观，也会让牙齿的咀嚼功能受到影响，造成不得不补牙的情况。

虽然催吐有这么多的坏处，但还是有人会这样做，有的是经常，有的是偶尔，这究竟是为什么呢？我们来分析一下人们催吐的原因，并且讨论一下怎样合理应对它们：

- 用催吐来控制体重——这是最常见的，也是刚刚介绍最多的。读到这里，希望你已经知道，用催吐来控制体重并不像你想象的那么有用。如果通过催吐你真的瘦了一些，其原因很有可能是你控制了进食，你的身体因为没能吸收到足够的营养而在变差。
- 用催吐来调整情绪——有时，人们在感受到负面情绪时，会通过"指挥"自己做到一些事，如催吐，来感受对自身的控制感，提升自我价值感。如果你这样想，那么可以让自己面对负面情绪，想想看催吐的过程是否真的可以解决引发自己产生负面情绪的问题？例如，吃多了的时候感觉到羞愧，指挥自己吐出去后，是否让自己的羞愧感减少了？事实上，有许多用催吐来调节情绪的来访者被我问到这个问题时，往往会告诉我"没有，催吐不会让我不再感受到羞愧，有时反而会让我感觉自己让人讨厌"。

- 用催吐来对抗"吃撑了"的饱胀感——你吃了东西时胃里的感受自然和胃空着的时候是不同的。不过，这种吃过东西后"饱了"的感觉会让情绪性饮食障碍人群害怕，觉得自己又吃多了或者变胖了。这时，我们需要提醒自己逐步适应这种饱了的感觉，如果你吃下的是正常的量，它就不是过度进食的信号，更不是变胖了的信号。不过，如果你已经习惯了催吐，在你试着停止它的过程中，很可能会感觉到更强烈的饱胀感，这是身体在重新调节自己的消化系统，可能需要一两个星期的适应期，之后这样的感觉会逐步变淡、消失。要提醒、鼓励自己坚持下去。

- 用催吐来感受"空腹感"——有部分情绪性饮食障碍人群会通过追求"空空的胃"来给予自己安全感，催吐就是一种极端的帮助达到这个目标的方式。这样的思维首先是非理性的、不能适应人的生存条件的。这个想法需要通过有意识地提醒来调整：空腹虽然能让自己不增加热量，但是吃东西也不意味着自己一定会增重，人们可以使用很多健康的方式来调节体重，不必为了追求空腹拿自己的生命作为代价。

- 催吐成为习惯——有的人在催吐太久之后让自己的身体、心理都适应了它，让它成了一种下意识的习惯。这时，要改变它需要更多努力，首先让这个下意识的动作意识化，提醒自己催吐的危害，再逐步将它改掉。

你是否还会因为其他原因进行催吐？如果以上原因没有涵盖它，请将你想到的原因写在下面。我也欢迎你将自己的答案反馈给我，帮助我完善对催吐行为的分析。

_____

_____

_____ 。

5.3.2.3　应对对牙齿的损害

长期呕吐导致胃酸侵蚀牙齿珐琅层的后果可不像听起来那么简单。大家可能听过"牙好胃口就好"这句话，的确，健康坚固的牙齿对我们的消化系统功不可没。经过充分咀嚼的食物能更为有效和充分地被身体吸收，但是如果牙齿脆弱，无法正常完成充分咀嚼的工作，则会直接影响身体对食物营养的吸收。而珐琅层就是保护牙齿的一层坚硬的外壳，有它在，牙齿就不会那么容易被坚硬的食物损毁，也不会被食物中的一些化学物质刺激。可是，牙齿的珐琅层对胃酸的腐蚀性刺激是很敏感的，在长期呕吐的过程中，胃酸倒流到口腔，一遍遍地冲刷它，自然会损坏它。没有了它的保护，牙齿就好像没了铠甲的士兵，是极容易被毁掉的。

通常情况下，如果你经常采用催吐的方法来平衡摄取的热量，大概半年的时间就会造成珐琅层损坏。并且，这种催吐对口腔环境还会造成其他损伤，如牙齿敏感（对热或冷的食物）、唾液腺肿大以及牙齿发脆透明等。

知道了这些后果之后，要怎样保护自己呢？以下方式可供参考：

- 呕吐完不要立即刷牙，刷牙反而会进一步损坏牙齿。
- 呕吐完可以使用苏打水漱口。苏打水的碱性可以中和胃酸，之后再轻轻刷牙。

- 做好牙齿清洁（及时使用牙线去除牙结石）。
- 使用加氟的牙膏来保护牙齿，避免牙齿敏感。
- 如果损坏已经很糟糕，及时看牙医，必要时考虑做牙冠以保护剩下的牙齿。

最后，虽然可以理解你恐怕不愿意告诉陌生人有关自己情绪性饮食障碍的情况，不过我还是鼓励你和自己的牙医坦诚地沟通。要知道，专业的牙医在充分了解你的个人情况后，可以更好地帮助你制订合适的治疗方案，而不会评判你。如果你对某个牙医没有安全感，那就换一个沟通起来更舒服的医生，不要因为害怕遇到不能理解自己的医生耽误对牙齿的护理，要知道牙齿的损坏是不可逆的，及时修复对自己以后的生活质量有很大的帮助。

5.3.2.4 应对使用泻药和利尿剂

同样的，使用泻药或者利尿剂来排除摄入的热量也往往开始于偶发事件或者听别人说。在腹泻或者排尿后，身体会感觉比较空，而此时如果测量体重也会发现的确有体重减轻的现象。但我们现在知道了，其实这是因为身体大量失水导致的。

从医学的角度来看，腹泻大概只能排出食物 10% 左右的热量，可以说，它是比催吐还低效的一种热量释放方式。这是因为大部分的热量都在前面的消化过程中（口腔的咀嚼过程，食道、胃和小肠的吸收过程）被吸收了，等到食物到达大肠等部位时，留存的热量已经不多，而这里才是泻药起作用的地方，也正因如此，泻药和利尿剂能起到的作用非常有限。

与此同时，使用泻药和利尿剂会极为严重地破坏健康。例如，长期使用泻药会影响正常的肠道功能，容易患上肠易激惹综合征，或者导致肠道肌肉功能失常，自己也可能会腹胀、肠绞痛、肠道出血和大便失禁等。还有，在经常性使用泻药之后，你可能会发现自己要不断增多药量才能维持过去的效果，因为肠道对药物会产生耐药性。而所有的这些行为都会逐渐导致身体里的电解质失衡，严重的话会危及生命。

那么，如果你在使用泻药或者利尿剂排除热量，需要做些什么来保护自己呢？你可以参考以下方式：

- 使用泻药或利尿剂来控制体重——可以和医生或者专业营养师谈谈，了解使用它们的有效性是否真如自己想象的那样。
- 利用泻药或者利尿剂追求空腹感——可以采用调整认知的方式来逐步减少对空腹感的渴望，因为空腹感不等于体重减轻。
- 利用泻药或者利尿剂来惩罚过度饮食——使用泻药或者利尿剂会让身体产生不适，有的受情绪性饮食障碍困扰的人群会通过让自己感受痛苦来提醒或者惩罚自己过度饮食的行为。这样的做法反映出来的是一个人不爱自己、不珍视自己价值的内心。所以，我们需要提醒自己，停止这种无谓的自我伤害，引导自己采用真实有效的方式逐步调整饮食，帮助自己制订更适合自身的身材管理计划。
- 让用泻药或者利尿剂成为习惯——同样的，如催吐一样，久了会让身体产生记忆，会下意识地重复这些行为。此时，我们首先需要提醒自己观察自己的行为，将这样的下意识行为意识化，再逐步改变它。

如果你已经使用泻药或者利尿剂有一段时间了，还是建议你去看医生，进行完整的身体检查，把对自己健康方面的伤害降到最小。

5.3.3　正确运动

是的，我们不要再让错误的运动方法来伤害自己。除了进行清除行为之外，被情绪性饮食障碍困扰的人群当中有相当一部分会通过过度运动来排除他们自认为需要排除的热量。这种方式虽然表面上看对自己是有好处的，可事实上，过犹不及这个道理在运动是否过量这件事上是非常适用的——过度锻炼给自己带来的不再是好处，而是更大的弊端。

我们必须要明确，即便情绪性饮食障碍存在，我们还是会鼓励大家适度锻炼。因为锻炼的好处的确有很多，它不仅能帮助我们保持身体健康，而且锻炼过程中身体释放的内啡肽等化学物质，会让我们感受到疼痛感减轻、愉悦感增加。不过，这一切都建立在适合自己身体条件以及适度的基础上。

5.3.3.1　明确过度运动的定义

如果在锻炼过程中，自己有无法遏制的持续锻炼的冲动，而且对锻炼以及和锻炼相关的事情开始出现停不下来的想法，让它占据了生活的大部分时间，影响了自己的社交生活，在这样的情况下，就需要考虑自己是否有过度锻炼的倾向了。如果自己已经生病了也不停止锻炼，或者每天进行超过一个小时的高强度锻炼，并以自己是否成功锻炼来评价自我价值等，这些现象表明你很可能已经在过度锻炼了。过度锻炼会导致骨质疏松、心脏功能紊乱、失水和肌肉受损等现象，对女性来说，它还可能诱发月经紊乱。

当然，很可能在一开始你从来没有想过自己是在用过度锻炼的方式应对自己的情绪性饮食障碍。你认为自己只不过在做"正确的事"，体现自己"不轻易放弃，没有懒惰"等积极的想法。而当你通过锻炼来调节摄入的热量时，在一开始，身体会对这种健康的生活方式反应很好，锻炼中内啡肽、多巴胺等的分泌让自己感到愉悦和有成就感。这也会激励自己再次锻炼。殊不知，当自己不知不觉把锻炼中的享受当作对自己的要求，让自己"燃烧掉脂肪，再多燃烧一些"的时候，锻炼的结果就和一开始的享受式锻炼出现差别了。你不再关注身体发出的信号"停一停，我累了"，而是不断鞭策自己再冲、再冲。这样一来，身体通过锻炼来调节新陈代谢就变质了，变成消耗式的运动了。我们知道，消耗是会产生毁坏效果的，这就是关节、肌肉、骨骼等受到损害的开始。

而且，当你用过度锻炼的方式对待自己时，你可能会发现自己有时会出现放纵自己暴饮暴食的想法，因为你知道，"反正会去健身房挥汗如雨，运动就好了"。这样反而会强化自己的暴饮暴食。

不过，过度锻炼真的能把你多吃下去的热量都排出去吗？其实不然。当你采用不健康的饮食控制手段管理自己的饮食时，再配合自己的过度锻炼，身体的反应是降低新陈代谢的效率，这是因为身体只对科学的信息做出回应，而不会服务于你发号的指令。身体认为你在经历食物短缺而且还需要大量活动燃烧热量，这样一来，身体为了"帮你"，就会让自己多多贮存热量，而非如你所愿，把它们燃烧掉。所以，这样的行为又是你自己的一厢情愿了。

5.3.3.2　找到适合自己的运动量

那么，我们要怎样找到适合自己的运动量呢？

总的来说，如果你的体重不达标，那就不需要让自己进行激烈的大量燃烧热量的运动。在开始恢复运动前，最好进行一次彻底的身体检查，在了解自己身体条件的情况下再安排运动量。

我们可以参考以下信息确定自己的运动量：

- 对于 BMI 已经低于 17.5 的情况——你是体重严重不达标的状态了，这样的情况下，不要进行体育锻炼，因为其过程可能会对你造成更大伤害。此时，尽量让自己静养，恢复体力。
- 对于 BMI 低于 19 的情况——你是体重不达标的状态，不要做任何正式的运动项目，维持好每天生活需要的活动量就可以了。慢慢静养，恢复体力。
- 对于体重在达标范围内的情况——如果你用清除行为平衡热量的摄入，那么你也不要参加锻炼，先处理好自己的清除行为，恢复一定的健康后再考虑锻炼。
- 对于体重在达标范围内的情况——如果你没有用任何清除行为来平衡热量的摄入，那么可以做一些低到中等程度的锻炼来恢复身体。例如，大概每天 30 分钟的运动量就很好了。当你可以适应这样的运动量后，可以试试每天锻炼 1 个小时左右，一周 3~4 次，但是要让自己享受这个过程。
- 对于 BMI 高于 30 的情况——超重，你可以先做低运动量的锻炼，做好身体检查，不要一开始做大运动量的锻炼。要知道，在体重超重的情况下进行大运动量的锻炼，对自己的关节、肌肉和骨骼等的伤害更大。

最后，我衷心地鼓励大家寻求专业人士的帮助，询问营养师、医生、运动医学专家和体重管理专业人士等，为自己制订合适的恢复方案，这样才能起到事半功倍的效果。

【章节要点】

- 针对情绪性饮食障碍的恢复，我们可以使用针对性更高的心理学工具。例如先介绍给大家的自我监测表格，它可以用来对自己的个人情况做出客观观察，用诚实、实时的记录，随身携带的方式，帮助自己了解情绪性饮食障碍产生的客观影响。要记得，我们不需要关注吃的热量，因为我们的关注点在于调整心态。

- 意识到规律性饮食的重要性。这也是我们首先需要进行调整的方向。让自己熟悉正常进食的频率和规律，需要先改变进食习惯，不必过度担心吃什么。同时，学习正确测量体重的知识，不再被体重的自然浮动吓到，从而引发不必要的焦虑。

- 针对性处理情绪性饮食障碍的症状，我们提到应对生理原因导致的暴饮暴食需要调整自己对饥饿感的认识，不要让自己违反自然规律去压抑它，而是要帮助自己逐步恢复正常的饮食规律。应对清除行为一节中我们重点提到身体脱水对健康的危害，因此，如果进行了催吐、使用了泻药或者利尿剂，那么给身体补水是非常重要的。而且，大家也通过这部分内容了解到了自己认为有效的清除行为实际上并没有办法达到你想象中的效果，因此，逐步调整直到不再进行这样的行为才是真正对自己有帮助的。最后，用过度锻炼的方法排除热量时，需要我们认真思考"适度"的问题，本来体育锻炼是能够给自己的生活带来很多积极作用的，但是一旦掌握不好度，只能徒增伤害，无法实现自己的目标。

【我的读书笔记】

亲爱的读者，在每一章的最后，我为你留出了一些空白的篇幅，邀请你写下对本章印象深刻的内容以及想法、困惑和建议。

06

呵护成长：记录进步，识别并应对挑战

"当人能够感觉到'与这个人在一起可以无拘无束'的时候，才能体会到爱。既没有自卑感也不必炫耀优越性，能够保持一种平静而自然的状态。真正的爱应该是这样的。"

——岸见一郎　日本心理学家

6.1　不再陌生的对手：总结对情绪性饮食障碍的认识

恭喜你看到本书的最后一章！翻阅前面的内容，不知道你是否有"道阻且长，行则将至，行而不辍，未来可期"的感觉呢？的确，成长没有捷径可循，认真地面对生活、面对自己，学习科学、客观的事实，会为我们解决人生烦恼打下坚实的基础。

现在，你对情绪性饮食障碍已经有了一个系统的了解。你明白了到底怎样的心理动机会让一个人从控制饮食入手，期待改变自己的外貌，希望通过提升外在形象来认同自己的价值。你也了解了自己所认为的那些可以快速改变自己外在形象的方法存在极大的弊端，对提升自己的外貌不仅没有实际帮助，还会给自己的身体和心理带来巨大的伤害，令自己陷入深深的自我质疑和自我攻击当中。

然而，一旦这些负面想法和行为成为习惯，再改变它们的确就不容易了。虽然你已经学习了很多调整不正确认知和不健康行为的方法，从知道道理到执行它，再到养成新的习惯，但也依然会是一个很长的过程。希望大家在这个过程中给予自己最大的耐心和鼓励，哪怕遇到挫折和反复也不放弃，只要行而不辍，一定会未来可期！

接下来的内容，我们就来谈谈在恢复过程中发生反复情况时我们应该如何应对。希望这部分内容可以成为大家面对挫折时的定心丸。

6.2　学会记录自己的每一步成长

当你已经开始应对情绪性饮食障碍进行恢复调整时，最需要关注的一个方面就是，记录已经取得的变化和成长。这是一个极为有效的反思过程，在此过程中引导自己的大脑去注意积极的改变并且提炼出对自己帮助更大的方法，同时注意已经可以建立起来的任何小的积极习惯，这些对坚持执行接下来的恢复计划非常有益处。

那么，怎样才能准确地注意到发生在自己身上的积极改变呢？我们可以使用这本书作为参考，回顾书中前面的内容，对比着做客观的自我观察，看看自己已经可以很容易地做到哪些了？对于哪些方向自己有很大的信心可以继续践行下去？

你可以从审视自己的核心信念入手，理解一个人的价值感如果建立在外貌以及外界评价上，不仅会导致自己产生非常不稳定的自我认知，更会让自己对自我的评价趋向负面。而这一切会成为控制自己进食和身材的理由。随之而来的针对控制进食和身材的种种想法和做法也就一步步将自己逼到对自己永远不满意的深渊中去了。

如果你意识到了刚刚谈及的问题，这本身就是改变道路上的一个重大进步。因为只有改变思维才能改变行为，不断积累改变行为才能让它成为习惯，而习惯的养成会塑造一个人的性格，直至改变一个人的命运。

接下来，你需要审视自己处于改变的哪一个阶段。这个过程并非静止不变，因为改变的阶段本身也在改变。因此，在这个审视过程中，我们需要保有对自身觉察的习惯。自己很可能因为最近一切都进行得比较顺利，会更愿意去挑战更大限度的改变目标——比如，希望放弃用食物安慰自己情绪的习惯，这时自己的改变处于行动阶段。但是，如果近期生活中你遭受了一些压力、打击，也很有可能会退回到考虑阶段或者准备阶段。就算发生了这样的情况，也不要认为自己的努力全都白费了，因为改变最重要的是体验的发生，只要我们为自己创造尝试突破舒适圈的机会，这就是重大的进步。

至于使用各类心理工具上，我们可以使用更顺手、对自己更有帮助的工具。例如，用认知 ABC 分析法帮助自己干预不合理思维，用生活实验帮助自己调整回避行为，用以解决问题为导向的思维方式帮助自己调整强迫性检查，用正念方式帮助自己学习管理情绪，等等。

最后，我们可以通过使用自我监测表格，认真学习并且熟悉有关正常进食、正确测量体重、正确锻炼等的科学知识，来协助自己巩固思维和行为调整的成果。

6.3 识别前进道路上的障碍

除了要记录自己改变路上每一个积极的改变之外，对那些依然给自己带来挑战的困难，也需要用平和、客观的心态来识别它们。在同我的来访者一起面对他们竭力渴望改变的情况时，我发现很多人会不自觉地开始对自己提出各种要求，如一定要做到每天吃 5 顿，不然就失败了；不要从外界获取认同，这样是错误的；等等。这样的想法当然是可以理解的，因为我们的大脑的确会对命令式的语言更为敏感，听到这些的自己似乎有了努力的方向。然而，这样的做法很容易导致自己陷入"我总是做不到、做不好"的自我评判陷阱中去，最终可能会导致自己从情绪性饮食障碍的思维模式中刚刚跳脱出来，又掉进了做不到正常进食的思维和行为循环中去。因此，当我们发现改变道路上做得不太顺利的方面，不用焦虑，我们只是需要将它辨识到，试着分析造成这种现象的客观原因，再看看自己是否有其他可以完善之处就好。假如分析的结果是自己暂时还没有条件去做这样的改变，那这样的分析至少让自己对自身处境更为了解，可以慢慢为自己创造能够促进改变发生的条件。

让我举例来说明怎样用平和、客观的心态识别障碍。乔娜开始调整自己的情绪性饮食障碍思维和行为习惯一段时间后，发现自己在情绪崩溃的时候，总是无法维持不去吃东西的这个行为。每次当它又一次发生的时候，乔娜都会非常沮丧，也会不自觉地自责。她觉得 ABC 分析法不是任何时候都能对自己起作用，就会责怪这些心理工具没有自己想象的那么有效。当她抱怨了一通之后，她想，"好吧，我这样抱怨似乎也解决不了任何问题。我到底是怎么了？我还可以做些什么呢"。她认真地记录下来自己情绪崩溃后是怎样一步步地又开始用吃东西来安慰自己。她发现，自己完全知道这种行为不是因为饿，而是因为吃东西的瞬间让自己感觉到被照顾、被呵护、被陪伴。她回忆起小时候，妈妈经常会在带她出去玩的时候准备各种各样的零食和自己一起吃。这样的回忆太美好、太温暖了。自己的内心似乎永远无法做到把吃东西仅仅看作维持生命正常工作的行为，因为吃东西给自己带来的情感寄托是实实在在的。尤其当自己脆弱时，这个"老朋友"就更显得弥足珍贵。明确了这一点之后，乔娜更加理解了自己在调整情绪性饮食障碍过程中所面对的挑战，她当然希望自己可以与食物建立更为健康的关系，而不是像小孩子依赖妈妈的爱那样对食物产生情感依赖，不过她也理解，要调整这样的心理状态需要更多耐心，很可能只依靠自己的力量是不够的，她或许需要和自己的心理医生谈谈这件事，看是否要通过更专业的帮助让自己对食物的情感依赖逐步减少。而目前，在暂时还不具备安排心理治疗条件的情况下，乔娜决定先允许自己在难过的时候吃一些东西，给自己准备一些相对健康的、自己也喜欢吃的东西，有意识地控制吃的量、放慢吃的速度，这样可以让自己的情绪性饮食行为对自己健康的影响降到最低。等条件允许了自己再找专业的心理治疗师帮助自己一起处理对食物的情感依赖。

说到这里，我为大家准备了下面的改变记录表，大家可以用它来记录自己改变过程中的进步以及观察到的挑战或者障碍，作为自己成长过程中的阶段性总结。

改变记录表

在过去的一周里，以下的情况有出现过吗？如果有，请评估出现的频率（在"没出现""有一点""中等程度""较多""非常多"下标注）。

	没出现	有一点	中等程度	较多	非常多
身体健康方面					
体重不达标（BMI 小于 19）					
月经不调					
其他身体方面的问题（请标明）：					

	没出现	有一点	中等程度	较多	非常多
有关情绪性饮食障碍的习惯或者体重控制行为					
暴饮暴食					
催吐					
使用泻药 / 利尿剂					
过度锻炼					
不规律饮食					
低卡路里进食					
限制食物多样性					
对食物有强迫性思维					
对身材有强迫性思维					
对体重有强迫性思维					
感觉"胖"					
害怕增重或者变胖					
频繁测量体重					
回避和体重相关的一切					
经常照镜子查看身体					
回避照镜子看到自己					
其他有关情绪性饮食障碍的习惯或者体重控制行为方面的问题（请标明）：					

记录自己积极的改变

通过以上的记录，请将自己观察到的积极改变写下来。想想看是什么原因让自己做到了这些改变。

_____

_____

_____

_____。

记录依然存在的挑战

通过以上的记录，请将自己观察到的依然对自己是挑战或者障碍的方面写下来。想想看是怎样的客观原因让自己被这些因素困扰、自己是否还有可以做的任何事情来应对它们。

_____

_____

_____

_____。

6.4 制订维护成长成果的方案

在记录自己成长道路上的积极改变以及能够客观、平和地看待自己所面对的挑战之外，我们还要为自己制订一个维护已经建立起的良好习惯的方案。这个方案可以用来帮助我们巩固已经获取的改变成果。在讨论它之前，我们先来考虑以下问题：

- 对自己有效的改变方法分析——正像之前提到的，通过分析"改变记录表"的结果，可以让自己标注出那些使用起来效果非常好的方法。例如，如果 ABC 思维记录日记让你对自己的心理变化掌握得更加清晰，那么就把它标记为最适合自己进行改变的心理工具。这个评估结果因人而异，有的人更适合用思维分析的方式来认识自己，有的人则更倾向于首先掌握管理自己情绪的方法。所以，将自己用起来更为顺手的工具标记出来，是我们制订维护成长成果方案的第一步，也将成为整个方案最重要的核心工具。

- 识别出自己的优势习惯——这不仅仅指在你开始调整情绪性饮食障碍之后才有的优势习惯。要知道，即便我们对自己再不满意，但每个人身上都有自己独特的优势特点。不过，因为你对自己的不接纳，你很可能看不到自己身上的优点。因此，你也可以找一个信得过的亲属或者朋友，问问他们眼里的自己有怎样的优点。这种用第三视角看待自己的方式有时会让你获得对自身不同的看法。不过，如果对方告诉你的有关你自己的优点的观点让你感觉没有说服力，或者感觉"这只是我的人设，而且为了维持这个人设，我内心其实很疲劳、很抗拒"，那么也可以让自己再想想看，这个优点中到底有哪些方面是自己可以认同的，可以帮助自己成长的。比如，你的好朋友告诉你他最欣赏你身上细心的特点，你知道自己的细心是为了让周围人在自己身边的时候都被照顾好，能感受到快乐，而这样细心地关注身边人的后果是自己很心累。那么我们可以想想看，这个"细心"如果不再用于对外界的关注，而是用在对自身需求的关注上，是否也能帮自己更好地推进自身的成长呢？

- 注意到已经建立的健康饮食习惯——在进行一段时间的调整之后，可以让自己关注一下是否有一些健康的饮食习惯已经被建立起来了？比如，你养成了良好的喝水习惯，一天中的确是按照大概3个小时的间隔时间在补充能量等。注意到这些改变不仅会给自己的成长带来更大的信心，也可以让自己回顾这些习惯是怎样成功建立起来的——是因为使用了闹钟、提醒贴，还是使用了其他参考工具？这样的复盘对继续培养更健康的好习惯有帮助。

我的维护成长成果计划表

我的健康体重：_____。

　　属于我的健康体重范畴在_____千克和_____千克之间。我知道自己之前一直追求主观意义上的"完美体重和身材"，它对我的健康会产生负面作用。我正在努力调整自己对体重和身材的执念，让自己重新恢复健康！

对我的恢复有积极帮助的方法有：

有用的方法 / 措施	在本书的章节位置 / 我从哪里学来的	在本书的页数

我的优势习惯——思维或者行为习惯特点：

我自己认为的	通过第三方了解的	认同与否	如果不认同，是否有自己可以参考使用的部分

我的健康饮食习惯：

_____

_____

_____

_____

_____

_____

_____

_____。

6.5 应对反复：人生是一场马拉松

追求幸福的人生是人的本能。我们需要理解的是，过去自己情绪性饮食障碍的形成以及当前我们调整情绪性饮食障碍的本质，都是为了追求更高质量、幸福快乐的生活状态。只不过当自己没有深入了解问题，同时也缺乏客观、科学的知识时，我们在追求更好生活的道路上恐怕会走弯路，反而让自己掉入陷阱。相反，当我们知道了这些，及时调整自己的想法和心态，认真了解自己面对的问题和挑战，势必可以回到迈向快乐人生的大道上来。

然而，我们还需要时刻提醒自己，对美好生活的期待与现实往往具有差距。管理好自己的期待值，对从容应对这种"当理想照进现实"的挫败和无奈感有着极为重要的意义。

还记得在第四章我和大家分享的漫画吗？真实的成长过程本身就不是一帆风顺的，它会面临各种挑战和问题。如果认为按照书里介绍的方法坚持不懈地练习，自己一定不会再被任何与情绪性饮食障碍有关的习惯影响，这个期待本身就很可能让自己再次遭受打击。

我们之前也提到过，一种思维或者行为模式在不断被使用的过程中，会逐步成为自己的自动反应模式中的一部分。而这样的自动反应在大部分情况下都是下意识的，也就是说，你在还没有注意到自己在做什么的时候，过去的老习惯已经让自己在重复不健康的思维或者行为方式。在少部分情况下，这样的反应也可能是在自己意识到的情况下发生的。例如，明明知道自己在压力很大、情绪不好的时候会用吃东西来缓解难受的感觉，也知道自己需要建立更为健康的替代方式，可是在事情发生后实在无法控制自己用旧办法来自我安慰的冲动。这些现象都可能会发生，但是它们的存在不能证明"我失败了，我永远无法摆脱情绪性饮食障碍给自己带来的一系列噩梦般的体验"，只能说明自己存在被情绪性饮食障碍困扰的"易感性"。也就是说，相比那些没有经历过情绪性饮食障碍的人群，食物和自己的关系可能更为复杂，因为食物不仅是为生命的延续提供滋养的资源，也可能是将自己推向深渊的诱惑。

所以说，让我们正确认识在恢复路上可能出现的反复，以平常心对待，只有这样我们才能更有信心和能力帮助自己一次次跨越障碍，继续向自己的人生之巅攀登。下面我们就来为大家梳理可能出现反复的信号以及要如何应对，在本小节的最后，我会为大家总结一个"应对反复计划表"，帮助大家将学到的内容汇集成一个实用的小工具，继续帮助大家成长。

6.5.1　辨别你的高风险时刻

第一个需要做好心理准备的就是要识别那些高风险的场景。既然恢复的过程是螺旋式上升，出现反复的情况本就是大概率事件，我们不如把自己对自身的觉察做得更细致一些，帮助自己有效地辨别出哪些情况下自己更容易发生反复的现象。一般情况下，以下场景较为容易触发情绪性饮食障碍症状的反复：

- 发现自己体重增加了。
- 生活中的压力（可能来源于工作、生活、学习、感情等方面）增大了。
- 开始进行健康的节食（当你的情绪性饮食障碍恢复到一定程度后，可能会开始调整自己的饮食内容）。
- 生活中的变动较多（比如在旅行中，自己的日常行程和环境有所变化）。

以上这些情况可能会弱化你针对情绪性饮食障碍进行调整的思考能力，无法更好地执行自己的情绪性饮食障碍恢复计划。不过重要的是，我们可以先用觉察这个工具把这些场景都识别出来。这并非要求自己一定要先知先觉，因为大多数时间里，人们往往在经历了挫折之后才会意识到什么才是自己真正的挑战。所以说，哪怕受挫了，这也是一个好机会，可以让自己从中学习、总结出来是怎样的场景让自己的情绪性饮食障碍思维和行为模式反复的。能从它们当中学习到自己一些特定的习惯和特点就是一种进步。

6.5.2　识别早期的警报信号

当能够识别出哪些情况属于高风险场景之后，我们再进一步运用觉察能力去察觉处于高风险情况时的警报信号，这样做的目的是让自己尝试"追上"自己的自动反应，在它们被表现出来之前，给自己一个机会重新选择，改变自己的旧模式。

之前学习"观念模式"的时候，我们知道，它是一种有特殊规律性的思维习惯，也会引发有特定规律的行为反应。例如，我们之前提到的"感觉胖"的感受，就是一种特定的、当自己的价值感和外貌紧密联结，一旦生活中发生不太如意的事情，如被同事排挤或者体重上涨等就会产生的对自身负面的笼统感受，此时用一个"胖"字概括它，包含着对自己极大的否定。当大家可以识别出会引发类似想法的高风险场景后，这种"感觉胖"的想法一旦冒出来，与情绪性饮食障碍相关的思维和行为也会随之被触发，那么"感觉胖"就是我们需要注意的早期警报信号。

有时，这些警报信号也会通过一些过去常常会做的行为来表现。例如，最近工作量很大，自己知道在压力下会引发情绪性饮食障碍，但是，在还没有用和吃东西相关的一切方式来自我调整前，你发现自己最近去称体重的行为在增加，此时，可以思考一下自己为什么要这样做。可能你在测量体重时发现，自己想的是"我好像还不太重，有空间可以吃一点"或者"怎么办呀，这么大压力，我想吃东西，不过我担心自己会长胖，那我就通过测量体重来提醒自己不要吃"，等等。无论是怎样的原因，你会发现这些想法恐怕都和自己过去的一些与情绪性饮食障碍相关的想法有关，这种情况下，我们就可以把"经常测量体重"看作高风险场景刺激下的警报信号。

现在我们也可以让自己回顾一下，当你面临高风险场景时，常常会想什么、做什么、感受到什么，看看是否能总结出一些拥有你个人特点的警报信号。

_____

_____

_____。

6.5.3 应对警报信号

当大家不仅能够辨别出高风险场景以及可以触发自己某些情绪性饮食障碍症状的早期警报信号之后，就需要建立一套应对它们的计划了。此时，我们需要确定自己要从哪一步入手进行干预。确定了切入点，一旦意识到警报信号发生，就立刻让自己行动起来，这样你会发现，自己可以在警报信号响起后马上把危机解除。

不过，建立这样的计划是一个很个人化的过程。这是因为每个人面对的高风险场景可能都不同，而早期的警报信号也有很大差异，因此，在建立这个计划的过程中，我们需要不断回到对自身的了解上。比如你发现自己的高风险场景常常与天气变化有关，到了阴天你会感觉比较抑郁，而这个抑郁情绪就是你的警报信号。如果是这样，那我们就帮助自己提前做一些准备来更好地应对不良天气引发的不良情绪对自己心理状态的影响。问问自己，我可以在阴天的时候做些什么可以调动自己情绪的事？把卧室重新粉刷成黄色系？鼓励自己去健身房流汗？还是其他什么事情？或者，你发现自己经常在要准备汇报项目报告的前夜失眠，那么要汇报项目报告就是高风险场景，而失眠可以是你的警报信号，因为过去一旦失眠自己就会控制不住地吃东西。此时，你可以让自己觉察为什么会去用吃东西来应对失眠？自己需要吃吗？这样做的后果是什么？把它想清楚后，就可以开始制订有效的应对计划了。

6.5.4　应对反复

最后，我们需要明确如何看待反复。我们已经知道，如果出现反复，自己就认为失败了、是自己无能等这样的心态是无法帮助自己跨越障碍的。相反，如果我们能够把反复看作恢复道路上让自己复盘的机会，那么就拥有了不断向前推进的动力和能量。

应对反复的核心是调整自己的心态。如果我们追求的是不犯错误的成长道路，这本身就会让我们的内心充满压力，从而以回避错误为方向去走自己的人生路。而成长的核心恰恰在于我们是否能从错误中不断学习到智慧，让自己的"工具箱"里拥有更丰富的"工具"来解决更多类型的问题，这样才可以领略到更多面的人生，从而获得生命的成长。所以，回避错误反而会限制我们获取多元化的人生经验，遇到问题更不知道要如何应对，不但更容易犯更多错误，还因为自己对错误的回避无法从中学习到经验和智慧。因此，帮助自己调整好对待反复的心态是为跨越障碍打下的最重要的基础。

在出现反复时，我们可以问一些重要的问题帮助自己反思这个现象的形成，自己未来可以如何选择，以及自己可以做些什么来帮助自己克服障碍。

6.5.5 应对反复计划表

现在我们就把前面讨论到的内容汇集到"应对反复计划表"，大家可以将它作为参考，制订自己的应对反复计划。

应对反复计划表

我的高风险场景包括：

时间	场景

早期警报信号以及应对：

早期警报	想法/感受/行为	应对	我的计划
例如：频繁测量体重	行为	思考：我为什么这样做？后果是什么？	回到自己正常测量体重的计划里；罗列自己实际需要解决的问题，想解决办法

应对反复：

反复行为	怎样发生的	未来要怎样应对	需要做什么帮助自己
例如：催吐	同事请吃饭，感觉吃多了	正念吃饭，注意喧闹环境对自己的影响	练习正念饮食

6.6 接下来的路

走向最终复原的目标对很多人来说恐怕都是难以定义的。因为它很难用"我好了"这三个字来概括。那么到底怎样才算是复原了呢？事实上，复原本身就是一个带有很强主观色彩的词语。对有的人来说，曾经出现的症状逐步消除（如不再催吐、使用泻药、过度锻炼等）就是复原。有的人则希望自己能够建立和自我更为健康的关系，不再对自我不满、憎恨，能够更勇敢地面对生活中的挑战，不再自我贬低，拥有健康稳定的高自尊后，才算复原。所以说，接下来的路要怎么走，需要你同自己好好对话，看看自己的内心想走向怎样的方向，恢复到怎样的程度。一旦定下目标，就努力成为自己最坚强的支持者，坚定地走下去。

在这本书里我也反复强调：请一定调整好自己对恢复之路的期待值。这个过程中如果出现反复甚至退行（如又开始常常对自己不满，用负面的想法想自己和他人）都很正常，千万不要以为"一旦这些现象发生自己就毫无希望，会永远陷在自我毁灭式的生活状态里"。这个过程中无论发生多少次的反复都不重要，重要的是，你是不是在帮助自己一次次地站起来，然后坚定自己的信心，再向前走。记得一句很经典的英文谚语是这样说的："种下一棵树最好的时间是十年前，其次是现在。"只要开始行动，就会给自己机会改变、成长。

在恢复的路上要注意减少和他人的比较。因为每个人的情况不同，个人条件、环境支持条件等都会影响自己的恢复效果。注意多觉察自己的每一点小进步，和昨天的自己比，和一段时间之前的自己比，这样一点点积累信心，你对自己的信任感会不断增强。

看到这里，我也要和你说再会了。当你决定拿起这本书，我猜测你或许只是希望多了解一些有关情绪性饮食障碍的信息；或许感觉自己的生活被和吃相关的一切打乱了，过得很不快乐，却又不知道是怎么回事；或许你已经告诉自己需要找到更科学的方法来帮助自己克服当前的困难；或许你对这本书是否能帮助自己存有怀疑……无论是什么原因，当你选择拿起这本书，增加对情绪性饮食障碍的了解，你的这个选择就给了自己一个改变的机会。同时，我也非常感谢你给我这个机会把我所学习到的有关情绪性饮食障碍的心理知识系统地和你分享。对你的恢复之路，我想送上自己发自内心的祝福。我相信，当你愿意放慢脚步，认真去理解、倾听自己的内心，一定会发现并且走向属于自己的让生活过得更为健康、美丽和快乐的道路。

祝福你，好好生活，好好爱自己！

【章节要点】

- 从情绪性饮食障碍中恢复是一个长期并充满挑战的过程。这条路并非平坦的大道，相反，自己过去的老思维、旧习惯依然会埋伏在周围，在你承受压力、刺激，心理状态不稳定时对你发起突击，让自己感觉沮丧。对此，我们要调整好自己的心理预期。

- 在恢复过程中，我们需要有计划地帮助自己制订维护自己成长成果的方案，帮助自己提高从挑战中复原的能力。这个计划包括有意识地记录自己发生的积极成长变化；依然可以识别出对自己产生挑战的各个方面；用计划记录表来客观搜集自己的成长信息。

- 当你对自己改变过程中的特点产生更多了解后，你会发现某些方式更能有效地帮助自己恢复，此时你可以调整恢复计划，更多地使用对自己有帮助的方法。

- 应对反复本身就是成长的一部分。积极去面对它，觉察自己的高风险场景、识别出早期的警报信号，当自己可以做到这些时，再为自己总结出一些行之有效的应对警报信号的方法，争取帮助自己用早应对的方式来解除警报。

- 即便自己很努力地做好一切恢复中需要做到的事情，反复还是有可能发生。此时，让我们把它看作一个可以复盘的机会，从中更清晰地看到自己的内在需求、渴望、担忧和恐惧，也可以更为客观地审视环境中的刺激源，只有这样，我们才能从一次次的反复中学习到正确应对问题的方法。在独立解决问题的过程中培养更为坚定的自尊、自信，成就更强大的自我。

【我的读书总结笔记】

亲爱的读者，在每一章的最后，我为你留出空白的篇幅，邀请你写下对本章印象深刻的内容以及想法、困惑和建议。

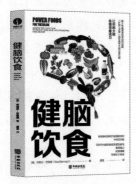
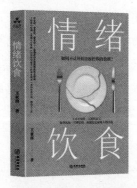
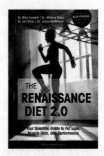